# 乳腺癌科普导读

名誉主编　姜　军
主　　编　柴　凡　梁　燕
配　　图　杨　汐

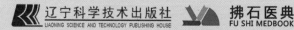辽宁科学技术出版社
LIAONING SCIENCE AND TECHNOLOGY PUBLISHING HOUSE

拂石医典
FU SHI MEDBOOK

**图书在版编目（ＣＩＰ）数据**

乳腺癌科普导读/柴凡，梁燕主编. —沈阳:辽宁科学技术出版社，2019.5（2020.5重印）
ISBN 978-7-5591-1175-3

Ⅰ．①乳… Ⅱ．①柴… ②梁… Ⅲ．①乳腺癌-防治-普及读物 Ⅳ．①R737.9-49

中国版本图书馆CIP数据核字（2019）第083432号

出版发行：辽宁科学技术出版社
　　　　　北京拂石医典图书有限公司
印 刷 者：辽宁新华印务有限公司
经 销 者：各地新华书店
幅面尺寸：140mm×203mm
字　　数：186千字　　　　印　张：7.25
出版时间：2019年6月第1版　印刷时间：2020年5月第2次印刷
责任编辑：李俊卿　　　　责任校对：梁晓洁
封面设计：潇　潇　　　　封面制作：潇　潇
版式设计：天地鹏博　　　责任印制：丁　艾

书　　号：ISBN 978-7-5591-1175-3
定　　价：35.00元

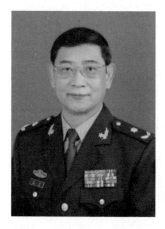

姜军，男，三级教授、主任医师、博士研究生导师。中国人民解放军陆军军医大学第一附属医院（原第三军医大学西南医院）乳腺甲状腺外科名誉主任。兼任中华医学会肿瘤学分会乳腺癌学组副组长、中华医学会外科学分会内分泌外科学组副组长、全军普通外科专业委员会副主任委员、全军内分泌乳腺外科学组组长、中国医师协会外科医师分会乳腺外科医师委员会副主任委员、中国医师协会外科医师委员会甲状腺外科医师委员会重庆分会主任委员、重庆抗癌协会乳腺癌专业委员会副主任委员。美国《NCCN乳腺癌指南中国版》、卫生部《乳腺癌诊断治疗标准》专家组成员，"中华医学奖"和国家自然科学基金评审专家。《中华乳腺病杂志（电子版）》主编、编辑部主任，美国《Annals of Surgery》（中文版）、《中华外科杂志》、

《中国实用外科杂志》等20余个专业杂志副主编、常务编委、编委等职务。

先后主持和承担包括1项国家卫生行业科研专项、2项国际多中心临床研究、2项科技部"十一五"支撑计划课题、1项国家自然科学基金、1项重庆市科技攻关计划项目、1项全军医学科学技术研究"十一五"计划课题和6项校/院管课题在内的14项科研课题。主编专著2部：《乳腺疾病腔镜治疗》，2012年由人民卫生出版社出版，是国内唯一的乳腺疾病腔镜手术专著；《现代乳腺外科学》，2014年由人民卫生出版社出版。参编专著10余部。以第一作者和通讯作者发表论文300余篇，其中在国外SCI期刊发表论文60余篇。获批发明专利3项，实用新型专利6项。研究项目"乳腺增生病癌变与乳腺癌的早期诊断"2006年获军队医疗成果二等奖。2007年获"重庆市妇女之友"称号。"乳腺疾病系列腔镜手术治疗的临床研究"2009年获军队医疗成果一等奖。"乳腺癌早期诊断和外科治疗新方法的基础与临床研究"2009年获重庆市科技进步一等奖，2010年荣获"十一五"军队医学科技重大成果奖。2010年获我国乳腺癌研究个人荣誉最高奖"金显宅乳腺癌研究纪念奖"。研究项目"乳腺癌早期诊断及微创治疗关键技术的基础与临床研究"获得2011年中华医学科技奖一等奖。

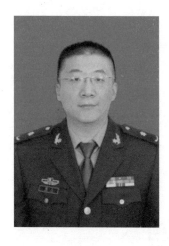

柴凡，男，医学博士，中国人民解放军九四O医院（原兰州军区兰州总医院）乳腺科主治医师、陆军军医大学第一附属医院（原第三军医大学附属西南医院）乳腺甲状腺外科主治医师。本科毕业于西北民族大学医学院，研究生毕业于中国人民解放军第三军医大学。研究生阶段师从第三军医大学附属西南医院乳腺甲状腺外科主任姜军教授，博士研究生学习期间受教育部留学基金管理委员会国家公派联合培养博士研究生项目全额资助，赴美国德州医学中心贝勒医学院（Baylor College of Medicine）分子细胞生物学系进行两年交流学习，跟随Bert W．O'Malley院士及Jianming Xu教授团队，开展多项乳腺癌发病机制及治疗学相关的国际多中心联合研究。任美国内分泌学会会员、中国抗癌协会会员、中国抗癌协会康复会学术指导委员会乳腺甲状腺肿瘤分会委员、乳腺微创整形与修复重建学组委员、《中华乳腺病杂志（电子版）》中青年编委、《中国普通外科杂志》中青年编委、甘肃省中西医结合学会乳腺病专业委员会秘书等职。曾获甘肃省科技进步二等奖1项，主持甘肃省自然科学基金1项，获国家发明专利2项，实用新型专利6项。发表中文学术论文30余篇，SCI论文5篇。参编已出版专著3部：《乳腺疾病腔镜治疗》《现代乳腺外科学》《乳腺癌的乳房重建手术》。曾获2017年CBCS乳腺癌规范化诊疗辩论赛菁英全国总决赛优秀团队、大区赛、地区赛最佳辩手；2018年乳腺癌Young Talk辩论赛优秀团队、最佳辩手；2018年第一届乳腺甲状腺全国科普作品比赛优胜奖；2019重庆市乳腺专业青年医师演讲比赛第三名等奖项。

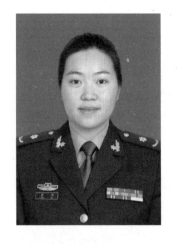

　　梁燕，女，外科学博士，陆军军医大学第一附属医院（原第三军医大学附属西南医院）乳腺甲状腺外科主治医师。毕业于中国人民解放军第三军医大学，博士导师为姜军教授。现任《中华乳腺病杂志（电子版）》中青年编委，中国研究型医院学会乳腺专业委员会青年委员会常务委员，中国医师协会外科医师分会甲状腺外科医师委员会重庆市分会委员兼秘书。主持国家和重庆市基础科研项目各一项，参加多项国家和重庆市的临床科研项目。发表学术论文19篇，SCI论文4篇，参编专著3部。获得2018年全国中青年医师乳腺癌手术大赛总决赛第一名；2018年乳腺癌Young Talk辩论赛最佳辩手。

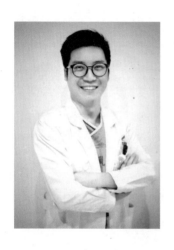

　　杨汐，医学硕士，陆军军医大学第一附属医院乳腺甲状腺外科主治医师。"乱入"医疗圈的插画爱好者。中国医师协会"指尖上的艺术"2017中国青年医师乳腺癌手术（视频）大赛全国亚军。

# 作者寄语

　　流行病学资料显示，乳腺癌已成为女性发病率最高的恶性肿瘤。乳腺疾病是威胁女性生命健康、破坏家庭和谐美满的头号杀手。伴随广大女性健康保健意识不断提高、疾病筛查手段和治疗方式持续进步，乳腺癌检出率逐年上升，死亡率亦呈现出逐年下降的趋势，极大地提升了女性患者战胜疾病、走向治愈的信心。

　　作为乳腺专科医生，我们在工作和生活中经历并参与了众多患者、亲朋好友乃至家人罹患乳腺癌并最终走向治愈的过程。通过切身的经历以及作为医者、友人、家属等多个角色转换，体会到医患双方的理解配合、协作互助可能激发患者额外的强大精神动力，有助于患者战胜疾病、走向康复。性格经历所致，我们在日常医疗实践中十分注重与患者及家属进行多角度、多层次的交流沟通，通过仔细倾听他们的心声，能较好地理解他们对疾病的困扰，根据自己掌握的专业知识，以通俗易懂的方式向他们进行恰当的解释和说明。在取得患者和家属充分信任支持和理解配合后，我们发现这类患者在后续治疗中往往依从性更好，医患配合更加密切，还可能加速疾病的康复进程。苏霍姆林斯基曾说过："对人来说，最大的欢乐，最大的幸福是把自己的精神力量奉献给他人。"我非常认同他的观点，我认为医学实践中需要处处体现人文关怀精神，这也符合医学"治愈疾病"的本质要求。目前，广大医务工作者每日沉浸于繁杂的临床工作，无暇顾及或者忽略了医患沟通交流的重要性。通过科普读物的方式与患者进行交流，是我们编写此书的初衷。

每个人都处在信息爆炸时代的洪流之中，获取信息的内容和方式较过去都呈指数式增长。每个人都需要花费大量的时间和精力去鉴别有用的信息和无用甚至是错误的信息。在涉及专业相关特别是医学领域，更容易被误导甚至发生信息误判。患者很难区分来自不同媒体医学保健信息的准确性，尤其面对那些"晦涩"的医学专业术语，他们往往难以检索出与之对应的通俗解释或说明。因此，作为有责任感的专科医生，我们有义务将乳腺疾病相关的医学问题，以通俗易懂的文字表达，方便患者、家属以及有相关需求的读者进行查阅。希望本书能够像"家常菜谱"一样，在遇到具体问题的时候，读者能以最便捷的方式获取相关基本信息，对乳腺疾病做出比较正确的判断，不会因信息不对称而耽误病情。如本书能以此帮助到个别患者，我们会感到非常欣慰。

庄子有云："吾生也有涯，而知也无涯。"医学实践既有经验成分，又需要对理论知识持续更新、理论联系实际。乳腺癌领域相关的理论和技术进步日新月异，但对部分新理论和新技术仍存在学术争议。由于版面限制，特别是我们知识体系和理解、表达能力有限，本书编写和排版过程中难免出现缺陷、不足甚至错误，恳请读者批评指正。

希望本书能够帮助读者比较全面地认识乳腺癌，增强患病者战胜疾病的信心，早日走向治愈！

柴凡　梁燕

2019年2月于重庆

# 目录
Contents

第 1 章

# 正确认识乳腺癌

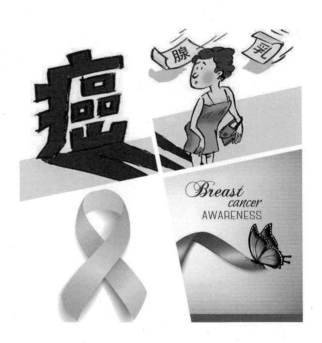

# 第一节　乳腺癌概述

 **乳腺癌的定义**

　　女性乳腺是由皮肤、纤维组织、乳腺腺体和脂肪组成的，乳腺癌是发生在乳腺腺上皮组织的恶性肿瘤。乳腺癌99%发生在女性，男性仅占1%。

　　乳腺并不是维持人体生命活动的重要器官，原位乳腺癌并不致命，但由于乳腺癌细胞丧失了正常细胞的特性，细胞之间连接松散，容易脱落，癌细胞一旦脱落，游离的癌细胞可以随血液或淋巴液播散至全身，形成转移，危及生命。全球乳腺癌发病率自20世纪70年代末开始一直呈上升趋势。美国平均每8名妇女中就会有1人患乳腺癌。中国虽不是乳腺癌高发国家，但也不乐观，近年我国乳腺癌发病率的增长速度高出高发国家1～2个百分点。据国家癌症中心和原卫生部疾病预防控制局2012年公布中国乳腺癌发病数据显示：全国肿瘤登记地区乳腺癌发病率位居女性恶性肿瘤第1位，女性乳腺癌发病率（粗率）全国合计为42.55/10万，城市为51.91/10万，农村为23.12/10万。乳腺癌已成为当前社会重大公共卫生问题。

 **乳腺癌的病因**

　　乳腺癌的病因尚未完全清楚。研究发现乳腺癌的发病存在一定的规律性，具有乳腺癌高危因素的女性容易患乳腺癌。所谓高危因素是指与乳腺癌发病有关的各种危险因素，而大多数乳腺癌患者都具有的危险因素就称之为乳腺癌的高危因素。据《中国肿瘤登记年报》报道：女性乳腺癌年龄别发病率0～24岁年龄段处于较低水平，25岁后逐渐上升，50～54岁达到高峰，55岁以后逐渐下降。乳腺癌家族史是乳腺癌发生的危险因素。所谓家族史，是指一级亲属（母亲、女儿、姐妹）中有乳腺癌患者。近年发现乳腺腺体致密也成为乳腺癌的危险因素。乳腺癌的危险因素还有月经初潮早（<12岁），绝经迟（>55岁）；未婚、未育、晚育、未哺乳；患乳腺良性疾病未及时诊治；经医院活检（活组织检查）证实患有乳腺非典型增生；胸部接受过高剂量放射线的照射；长期服用外源性雌激素；绝经后肥胖；长期过量饮酒以及携带与乳腺癌相关的突变基因等。需要解释的是，关于乳腺癌的易感基因，在欧、美国家已做了大量研究，现今已知的有BRCA-1、BRCA-2、p53、PTEN等，与这些基因突变相关的乳腺癌称为遗传性乳腺癌，占全部乳腺癌的5%～10%。具有以上若干项高危因素的女性并不一定患乳腺癌，只能说其患乳腺癌的风险比正常人高。总体来说，中国妇女乳腺癌的发病率还是比较低的。

### → 乳腺癌的临床表现

早期乳腺癌往往不具备典型的症状和体征，不易引起重视，常通过体检或乳腺癌筛查发现。以下为乳腺癌的典型体征。

1.**乳腺肿块**　80%的乳腺癌患者以乳腺肿块首诊。患者常无意中发现乳腺肿块，肿块多为单发、质硬、边缘不规则、表面欠光滑。大多数乳腺癌为无痛性肿块，仅少数伴有不同程度的隐痛或刺痛。

2.**乳头溢液**　非妊娠期从乳头流出血液、浆液、乳汁、脓液，或停止哺乳半年以上仍有乳汁流出者，称为乳头溢液。引起乳头溢液的原因很多，常见的疾病有导管内乳头状瘤、乳腺增生、乳腺导管扩张症以及乳腺癌。发现单侧单孔的血性溢液应进一步检查，若伴有乳腺肿块更应重视。

3.**皮肤改变**　乳腺癌引起皮肤改变可出现多种体征，最常见的是肿瘤侵犯了连接乳腺皮肤和深层胸肌筋膜的Cooper韧带，使其缩短并失去弹性，牵拉相应部位皮肤，出现"酒窝征"，即乳腺皮肤出现一个小凹陷，像小酒窝一样。若癌细胞阻塞了淋巴管，则会出现"橘皮样改变"，即乳腺皮肤出现许多小点状凹陷，就像橘子皮一样。乳腺癌晚期癌细胞沿淋巴管、腺管或纤维组织浸润到皮内生长，在主癌灶周围的皮肤形成散在分布的质硬结节，即所谓"皮肤卫星结节"。

4.**乳头、乳晕异常**　肿瘤位于或接近乳头深部，可引起乳头回缩。肿瘤距乳头较远，乳腺内的大导管受到侵犯而短缩时，也可引起乳头回缩或抬高。乳头湿疹样癌，即乳腺佩吉特病（Paget's病），表现为乳头皮肤瘙痒、糜烂、破溃、结痂、脱屑、伴灼痛，以致乳头回缩。

5.腋窝淋巴结肿大　在医院收治的乳腺癌患者中，1/3以上有腋窝淋巴结转移。初期可出现同侧腋窝淋巴结肿大，肿大的淋巴结质硬、散在、可推动。随着病情发展，淋巴结逐渐融合，并与皮肤和周围组织粘连、固定。晚期可在锁骨上和对侧腋窝摸到转移的淋巴结。

 **乳腺癌的检查**

在乳腺门诊，医生了解了病史后首先会进行体检，检查双侧乳腺；还需要结合影像学检查，包括乳腺X线摄影（乳腺钼靶照相）、彩超，必要时也可进行乳腺磁共振检查（MRI）。乳腺X线摄影是近年来国际上推荐的乳腺癌筛查中的主要方法，可以发现临床查体摸不到肿块的乳腺癌，通常用于40岁以上妇女。此年龄段妇女乳腺对射线不敏感，受到的放射损伤有限，乳腺密度相对较低，乳腺X线片容易发现异常征象。乳腺彩超对人体没有损伤，对年轻女性、致密型乳腺均较理想。磁共振（MRI）检查可以发现多灶、多中心的小病灶，也属于早期诊断的影像学检查方法。最后确诊还将依据细胞病理学（有条件的医院）和组织病理学诊断，在临床检查发现异常基础上进行活检，可用穿刺的方法，也可用外科手术的方法，一旦发现癌细胞就可以马上采取治疗措施。若患者有乳头溢液，还可开展一些针对乳头溢液的检查方法，例如，乳管镜、乳腺导管造影、溢液细胞学涂片等。

**乳腺癌的诊断**

乳腺癌的早期发现、早期诊断，是提高疗效的关键。应结合患者的临床表现及病史、体格检查、影像学检查、组织病理学和细胞病理学检查，进行乳腺癌的诊断与鉴别诊断。

多数患者是自己无意中发现乳腺肿块来医院就诊的，少数患者是通过定期体检或筛查被发现乳腺肿物或可疑病变。可触及的肿块可采用针吸活检或手术切除活检明确诊断。若临床摸不到肿块是靠影像学检查发现可疑病变，可借助影像学检查定位进行活检，病理学检查是乳腺癌诊断的金标准。

 **乳腺癌的治疗**

随着对乳腺癌生物学行为认识的不断深入，以及治疗理念的转变与更新，乳腺癌的治疗进入了综合治疗时代，形成了乳腺癌局部治疗与全身治疗并重的治疗模式。医生会根据肿瘤的分期和患者的身体状况，酌情采用手术、放疗、化疗、内分泌治疗、生物靶向治疗以及中医药辅助治疗等多种手段。外科手术在乳腺癌的诊断、分期和综合治疗中发挥着重要作用。放疗是利用放射线破坏癌细胞的生长、繁殖，达到控制和消灭癌细胞的作用。手术、放疗均属于局部治疗。化学治疗是一种应用抗癌药物抑制癌细胞分裂，破坏杀伤癌细胞的治疗方法，简称化疗。内分泌治疗是采用药物或去除内分泌腺体的方法来调节机体内分泌功能，减少内分泌激素的分泌量或干扰其生物活性发挥，从而达到治疗乳腺癌的目的。分子靶向治疗是近年来最为活跃的研究领域之一，与化疗药物相比，它是一种具有多环节作用机制的新型抗肿瘤治疗方法。中医治疗肿瘤强调调节与平衡的原则，恢复和增强机体内部的抗病能力，从而达到阴阳平衡治疗肿瘤的目的。化疗、内分泌治疗、靶向治疗以及中医药治疗，均属于全身治疗。治疗过程中医生会兼顾患者的局部治疗和全身治疗，对早、中期的乳腺癌患者争取治愈，对晚期患者延长寿命，提高生活质量。

乳腺癌外科手术包括乳腺和腋窝淋巴结两部分。乳腺手术有保留乳房手术（保乳手术）和全乳房切除手术。腋窝淋巴结手术有前哨淋巴结活检以及腋窝淋巴结清扫。前哨淋巴结活检是只切除前哨淋巴结，经检测前哨淋巴结有转移再进行腋窝淋巴结清扫，也有人称之为保腋窝手术。保乳手术有严格的手术适应证，目前还做不到所有的乳腺癌患者都能进行保乳手术。对不适合保乳手术的乳腺癌患者需要切除乳房，医生可以采用整形外科技术重建乳房。乳房重建可采用自体组织重建，也可采用假体重建。可以在切除肿瘤手术的同时进行乳房重建，也可在治疗结束后，各项复查结果正常时进行重建。进行乳房重建不会影响乳腺癌的整体治疗。

## ◇ → 乳腺癌的预防

乳腺癌的病因尚不完全清楚，所以还没有确切的预防乳腺癌的方法。根据流行病学调查分析结果，乳腺癌的预防可以考虑以下几个方面。

1.建立良好的生活方式，调整好生活节奏，保持心情舒畅。

2.坚持体育锻炼，积极参加社交活动，避免和减少精神、心理紧张因素，保持心态平和。

3.养成良好的饮食习惯。婴幼儿时期注意营养均衡，提倡母乳喂养；儿童发育期减少摄入过量的高蛋白和低纤维饮食；青春期不要大量摄入脂肪和动物蛋白，加强身体锻炼；绝经后控制总热量的摄入，避免肥胖。平时养成不过量摄入肉类、煎蛋、黄油、奶酪、甜食等饮食习惯，少食腌、熏、炸、烤食品，增加食用新鲜蔬菜、水果、维生素、胡萝卜素、橄榄油、鱼、豆类制品等。

4.积极治疗乳腺疾病。

5.不乱用外源性雌激素。

6.不长期过量饮酒。

7.在乳腺癌高危人群中开展药物性预防。美国国立癌症中心负责开展了三苯氧胺与雷洛昔芬等药物预防乳腺癌的探索性研究，结果值得期待。

建议女性朋友了解一些乳腺疾病的科普知识，掌握乳腺自我检查的方法，养成定期乳腺自查习惯，积极参加乳腺癌筛查，防患于未然。

# 第二节　人为何会患上乳腺癌

关于乳腺癌的发病原因，目前尚不完全清楚。但是，大量的临床流行病学调查结果表明，雌激素与乳腺癌的发生密不可分。雌激素是人体内一种生理性激素，以相对恒定的速度和节律来释放，就像一辆匀速、平稳地行驶在公路上的汽车。这样规律的运动一旦受到外界的干扰，激素水平正常波动会被打乱。女性一生经历初潮、妊娠、哺乳、更年期几个重要阶段，都伴随雌性激素水平变化：初潮年龄为12～14岁，生育最佳年龄为25～35岁，更年期为45～55岁。如果雌激素水平顺应这些变化，就不会给身体带来异常影响。如果有人为或外在因素影响了这些阶段，导致雌激素水平突然变化，就像原本平稳行驶的汽车突然猛踩油门或急刹车，会对车内传动系统造成冲击损坏一样。这种激素水平骤然变化也会刺激乳腺上皮，诱发细胞恶变，导致乳腺癌。

"危险因素"是指能够增加患病概率的因子，携带以下这10种危险因素的女性患病概率会增加，提醒大家更要留心。

1.乳腺癌家族史　流行病学调查发现，有5%～10%的乳腺癌是家族性的。特别是在母亲或姐妹中如有患乳腺癌的，那么这个家族就属于高危人群，患病风险比普通人群增加2～3倍。

2.年龄　乳腺癌的患病率随着年龄的增加而增高。40～49岁年龄段的女性中，乳腺癌患病率是1/68；50～59岁年龄段，乳腺癌患病率达到1/37。

3.**肥胖**　摄入过多高蛋白、高脂肪的食物，会引起雌激素水平升高，增加乳腺癌的患病风险。肥胖人群患乳腺癌的风险比正常体重人群高出1～1.5倍，乳腺癌扩散的风险高出2倍。更年期后女性如果超重或肥胖，患乳腺癌的概率则会增加30%。

4.**生活方式**　坐多动少，缺乏锻炼，接触阳光少，长时间紧箍着文胸，过单身生活，不要孩子等，这些不益于女性健康的生活方式会导致内分泌失衡，增加患乳腺癌的风险。

5.**情绪因素**　都市女性面临激烈竞争压力，精神长期处于应激紧张状态，导致情绪上的不稳定、不平和，再加上经常熬夜加班，身体得不到充分休息，会增加患乳腺癌风险。

6.**雌激素**　女性分泌的雌激素越多，就越容易患乳腺癌。其中包括：月经出现早，初潮年龄在11～13岁者比在17岁以后者患乳腺癌危险性高20倍；绝经晚，闭经年龄越晚，患乳腺癌的概率越大。生第一胎时年龄大，初产年龄晚，采用雌激素替代治疗，服避孕药，都会增加乳腺癌的发病风险。凡有乳房疾病、乳腺癌家族史或乳腺肿块者，最好不要使用口服避孕药。大量使用加入雌激素的美容品，吃用雌激素喂养的鸡、牛等肉类，都可能增加乳腺癌发病率。

7.**乳腺增生**　良性的乳腺增生一般不会恶变，但乳腺增生中年龄较大、病史较长、肿块较大、肿块与月经关系不明显者，则有可能发生恶变，应及时去医院就诊。

8.**放射线**　放射线是公认的致癌因素。经常接受X线胸透的妇女患乳腺癌的危险性比正常人高9倍。月经前、妊娠期对放射线敏感，应尽量回避。

9.人工流产史　自然流产不增加患乳腺癌的危险性，而18岁以前做过人工流产的女性，比没有做过人工流产者患乳腺癌的风险高110%。

10.药物　有些药物，如降压药利血平、吩噻嗪及甾体类药物有报道可能会增加乳腺癌患病的危险。

# 第三节　乳腺癌的常见病理学分型

乳腺癌根据肿瘤细胞的镜下特点分为不同类型，大多数的癌，是一种来源于上皮细胞的恶性肿瘤。乳腺癌通常是一种叫做"腺癌"的癌，即癌细胞来源于腺体组织。此外，还有其他的类型，例如，来源于肌肉、脂肪或结缔组织的肉瘤。在某些情况下，乳腺肿瘤可以是不同类型或原位癌与浸润性癌的组合。

1.导管原位癌　导管原位癌（DCIS，也被称为导管内癌）是非浸润性或浸润前乳腺癌。DCIS意味着排列在导管内的细胞已经发生了癌变。导管原位癌和浸润性癌之间的区别是细胞不会透过管壁扩散（浸润）到周围的乳腺组织——因为它尚未浸润，DCIS不会扩散（转移）至乳腺外。DCIS是一种癌前病变，在某些情况下可以进展为浸润性癌，但目前仍没有好的方法来预测哪些会继续进展。

2.浸润性导管癌　浸润性导管癌（IDC）是最常见的乳腺癌类型，起源于乳腺导管，突破管壁后浸润到乳腺的脂肪组织。因此，IDC可以通过淋巴系统或血液扩散（转移）到身体其他部位。大约10例浸润性乳腺癌中有8例是IDC。

**3.浸润性小叶癌** 浸润性小叶癌（ILC）起源于乳腺的小叶，与IDC类似，ILC也可以扩散（转移）到身体的其他部分。大约10例浸润性乳腺癌中就有1例是ILC。相比于IDC，ILC可能更难通过钼靶检测出来。

**4.炎性乳腺癌** 这种罕见的浸润性乳腺癌占所有乳腺癌的1%～3%。炎性乳腺癌（IBC）通常没有明显肿块，肿瘤会使乳房皮肤发红发热，也可使乳房皮肤增厚，外表看起来类似橘皮——是由于癌细胞阻断淋巴管所致。病变的乳房可能会变大、变硬，有触痛或发痒。在早期阶段，IBC时常被误诊为乳腺的感染（乳腺炎），并进行抗生素治疗。如果这些症状是由癌症引起的，这种治疗不会有效，此时进行活检就会发现癌细胞。因为没有实际的肿块，IBC在钼靶检查中可能很难被发现，这使得它更加难以早期发现。IBC转移的可能性很高，且预后较差。

**5.乳头佩吉特病** 这种类型的乳腺癌十分罕见，约占乳腺癌的1%，起源于乳腺导管并扩散至乳头的皮肤，再到乳晕——乳头周围的深色区域。乳头和乳晕经常出现结痂、鳞屑，并且有发红、出血或渗血，可能会有烧灼感或发痒。佩吉特病几乎总是与DCIS或IDC相关，常需要进行乳腺切除。如果乳房组织内没有肿块，且活检显示为DCIS，没有浸润性，通常预后良好。如果显示为浸润性，则预后较差，将需要像其他浸润性癌一样根据分期来治疗。

6.血管肉瘤　血管肉瘤源于血管或淋巴管，很少发生在乳房组织，通常是放射治疗的罕见并发症（放射后5～10年出现）。血管肉瘤会迅速增生扩散，治疗与其他肉瘤一致。

7.特殊类型的浸润性乳腺癌　预后较浸润性导管癌更好的病理学类型包括:腺样囊性癌、低级别腺鳞癌、髓样癌、黏液性癌、乳头状癌、乳腺小管癌。预后与浸润性导管癌相似或更差的病理学类型包括：化生性癌、微乳头状癌、混合癌。

# 第四节　乳腺癌的分期和分级

临床上，经常会遇到乳腺癌患者及家属询问病情的严重程度及存活多久等类似问题。实际上这是一个非常复杂的问题，由于采用不同的标准、治疗依据及认识角度，乳腺癌有许多分类方法及预后判断标准。临床上制订治疗方案及预后判断需结合各类分类方法，做出整体评估。

 **经典的TNM分期**

基本架构是根据肿瘤的大小（简称T），淋巴结是否转移以及转移的数目（简称N），是否有远处器官转移（简称M）三者综合分析以决定乳癌的分期。TNM肿瘤解剖病理分期对于预测肿瘤的复发转移价值不可低估，是临床上较成熟的风险评估指标。

1.原发肿瘤（T）分期

$T_x$：原发肿瘤情况不详（已被切除）。

$T_0$：原发肿瘤未扪及。

Tis：原位癌（包括小叶原位癌及导管癌），Paget病局限于乳头，乳房内未扪及块物。

$T_1$：肿瘤最大径≤2cm。

$T_2$：肿瘤最大径2~5cm。

$T_3$：肿瘤最大径>5cm。

$T_4$：肿瘤任何大小，直接侵犯胸壁和皮肤（包括炎性乳腺癌）。

2.区域淋巴结（N）分期

$N_x$：区域淋巴结情况不详（以往已切除）。

$N_0$：区域淋巴结未扪及。

$N_1$：同侧腋淋巴结有肿大，可以活动。

$N_2$：同侧腋淋巴结肿大，互相融合，或与其他组织粘连。

$N_3$：同侧内乳淋巴结有转移，同侧锁骨下、上淋巴结转移。

3.远处转移（M）分期

$M_x$：有无远处转移不详。

$M_0$：无远处转移。

$M_1$：远处转移。

实用的临床分期：根据不同的TNM可以组成临床不同分期，也是临床医生向患者及家属解释病情最常用的分期。

◆ 病理学分型、组织学分级

病理学分型：乳腺癌病理组织形态较为复杂，类型众多，而且往往在同一块癌组织中，甚至同一张切片内可有两种以上类型同时存在。每种类型乳腺癌综合治疗方法及预后不同，临床制订治疗方案亦需结合病理类型及组织学分级。目前国际和国内的乳癌病理分类在实际应用中仍未统一。

目前国内多采用以下病理分型。

**1.非浸润性癌**

（1）导管内癌（癌细胞未突破导管壁基底膜）。

（2）小叶原位癌（癌细胞未突破末梢乳管或腺泡基底膜）。

（3）导管内乳头状癌。

（4）乳头湿疹样乳腺癌。

**2.早期浸润性癌**

（1）早期浸润性导管癌（癌细胞突破管壁基底膜，开始向间质浸润）。

（2）早期浸润性小叶癌（癌细胞突破末梢乳管或腺泡基底膜，开始向间质浸润，但仍局限于小叶内）。此型仍属早期，预后较好。

**3.浸润性癌**

（1）浸润性特殊癌：乳头状癌、髓样癌（伴大量淋巴细胞浸润）、小管癌（高分化腺癌）、腺样囊性癌、黏液腺癌、大汗腺样癌、鳞状细胞癌等。此型分化一般较高，预后尚好。

（2）浸润性非特殊癌：包括浸润性导管癌（临床上最为常见的类型）、浸润性小叶癌、硬癌、髓样癌（无大量淋巴细胞浸润）、单纯癌、腺癌等。此型一般分化差，预后较上述类型差，也是乳腺癌中最常见的类型，占80%，但判断预后尚需结合疾病分期等因素。

**4.其他罕见癌**　包括梭型细胞癌、癌肉瘤、印戒细胞癌、纤维癌变等。

乳腺癌组织学分级标准：肿瘤的组织学分级与患者预后的关系早已引起肿瘤学家的重视。乳腺癌的分化程度与预后有十分密切的关系，但各种分级标准的差异颇大。乳腺癌组织学分级主要从腺管形成的程度，细胞核的多形性以及核分裂计数等方面进行评估。

 **我国常见恶性肿瘤诊治规范的分级标准**

**1.腺管形成**

（1）有多数明显腺管为1分。

（2）有中度分化腺管为2分。

（3）细胞呈实性片块或条索状生长为3分。

**2.细胞核大小、形状及染色质不规则**

（1）细胞核大小、形状及染色质一致为1分。

（2）细胞核中度不规则为2分。

（3）细胞核明显多形性为3分。

**3.染色质增多及核分裂相（×400）**

（1）1个/10HPF为1分。

（2）2～3个/10HPF为2分。

（3）>3个/10HPF为3分。

各标准的3项指标所确定的分数相加，3～5分为Ⅰ级（分化好），6～7分为Ⅱ级（中等分化），8～9分为Ⅲ级（分化差）。

分子分型（以基因水平为基础的新分类）将乳腺癌分为四型：Luminal A型，Luminal B型，三阴型和HER2过表达型。

危险度分级（基于St.Gallen共识）：根据患者年龄、肿瘤大小、激素受体状态、肿瘤细胞分级、脉管瘤栓、HER2状态、淋巴结状态，2007年St.Gallen专家共识将其分为低、中、高危复发风险人群，为临床医师选择合适的治疗方案提供了依据。

# 第五节　乳腺癌治疗精选大事记

乳腺癌是女性最常见的恶性肿瘤，早在公元前3000多年，古埃及人就描述了乳腺肿瘤。其后，从中世纪到现在，希腊和罗马医生先后对乳腺癌进行了详细的描述和记录，包括Cooper、Le-Wison、Acherknecht、Power、Mansfield和De-Moulin等。最新的数据显示，2012年全球共有170万新发乳腺癌病例，52.19万死亡病例。发展中国家女性发病率及死亡率更高。目前，每年中国的乳腺癌新发病例增幅是世界平均水平的2倍，照此速度发展下去，到2021年，中国乳腺癌患者将高达250万。

1895年，德国医生Albert Schinzinger首先提出切除卵

巢来治疗乳腺癌的设想。1895年，George Thomas Beatson
实现了这一设想，成为史上第一个用切除卵巢治疗乳腺癌的
人。同年，William Halsted发表的乳腺癌根治术（radical
mastectomy）树立了里程碑。

 **1950s至1960s**

经历60余年，Halsted手术成为全世界乳腺癌外科治疗
的经典术式，同时也对现代肿瘤外科产生了深远影响。该手
术方式的应用使乳腺癌术后局部复发率从80%降低至20%左
右。

辅助化疗始于20世纪50年代后期。最初是在术中应用塞
替哌，以期消灭肿瘤细胞。

苏格兰格拉斯哥肿瘤医院外科医生George Thomas
Beatson根据乳牛卵巢去势后会影响泌乳这一现象，推测卵
巢和乳房之间可能存在着某种联系，从此开启了内分泌治
疗。

 **1970s**

Fisher和Bonadonna分别比较了乳腺癌术后化疗和不化
疗、多药化疗与不化疗的疗效，结果均显示，乳腺癌术后
辅助化疗能明显提高患者长期生存率。Fisher构建了乳腺癌
治疗的现代理念，并且领导美国乳腺与肠道外科辅助治疗
研究组（National Surgical Adjuvant Breast and Bowel

Project，NSABP）30余年的研究，将其理论付诸实践。这种新观点形成了保留乳房、全身辅助治疗、综合治疗和乳腺癌预防等理论的基础。

1971年，McGuire发现ER/PR通路，改变了乳腺癌诊治历程。

 **1980s**

1983年，英国牛津大学成立国际早期乳腺癌研究协作组（EBCTCG），开启了乳腺癌Meta回顾大数据循证的高速发展。三苯氧胺（又名他莫昔芬）改变了乳腺癌治疗的理念。1983年，他莫昔芬首次被应用于乳腺癌的辅助治疗。

 **1990s**

1991年，美国国立癌症研究所共识会议组成员同意保乳手术可以作为早期乳腺癌的一种有效方法。1992～1997年，完成了一系列里程碑式的临床试验。NSABP B-14研究证实，他莫昔芬治疗可减少ER（+）乳腺癌患者肿瘤复发。1998年，抗HER2药物曲妥珠单抗被美国食品药品监督管理局（FDA）批准用于乳腺癌治疗，开启了长达近20年乳腺癌靶向治疗的高速发展历程。

 **2000s**

NSABP B-32研究、Z0011研究推动了前哨淋巴结活检的发展，进一步减轻了患者手术创伤。芳香化酶抑制剂（AI）诞生，ATAC、BIGI-98、IES031等研究显示，芳香化酶抑制显著改善了绝经后早期乳腺癌患者的无病生存，成为绝经后乳腺癌患者治疗的金标准。

 **2010s**

2011年，St.Gallen共识奠定了早期乳腺癌分子分型指导下的治疗。

2012年，研究证实，依西美坦联合依维莫司可有效逆转内分泌治疗耐药。针对PI3K-mTOR信号通路和靶向治疗相关研究结果发布。

2012年，乳腺癌手术持续发展：一期术后扩张器置入及二期假体置换术；乳腺癌保留皮肤及保留头乳晕乳房皮下切除术一期假体置入术；带蒂背阔肌皮瓣转移加假体置入术；带蒂腹壁肌皮瓣转移乳房再造术；DIEP等新兴术式不断在临床实践。

2015年，CBCS2015召开共识会，引入FRAX量表作为评估骨质疏松引发的骨折风险，提示临床医生应重视绝经后乳腺癌妇女的血脂异常和骨丢失/骨质疏松的管理。甾体类AI有更好的血脂和骨安全性，2015年，学会发表全新的骨和血脂共识，引领关注AI药物安全性新潮流。

POLOMA系列研究开启细胞周期的精准管理，2015年2月，美国FDA批准帕博昔布（palbociclib，一种CDK4/6抑制剂）用于乳腺癌的治疗，作用于细胞周期（G1~S），抑制肿瘤细胞增殖和DNA合成，目前推荐与内分泌治疗联用，该药于2018年8月已在我国批准上市。

随着乳腺癌治疗理念的不断更新，免疫治疗、新的细胞信号通路抑制剂以及更多的治疗靶点和一大批新药研发正在路上，其中一部分新药已进入最新临床实践指南，相信在各方共同努力下，乳腺癌治疗手段将会更加丰富，效果将会得到持续提升。

第 2 章

# 乳腺癌的常用检查

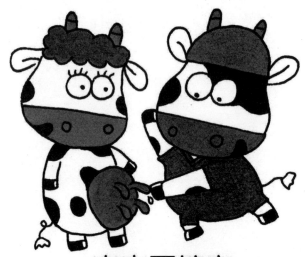

查查更健康

# 第一节　乳腺癌检查方法介绍

乳腺是人体的浅表器官，出现恶性的早期征象时，比其他癌症更易于发现，并且乳腺癌通常有较长的病程，完全可以做到早期发现、早期诊断并早期治疗，从而取得极佳的疗效。怎样早期发现乳腺癌呢？其实，这个问题很简单！只要大家重视并且采取科学的检查方法就能从容应对。

## ◆→ 体格检查

包括乳房的自检自查以及医生手诊检查。

### 1.乳房的自检自查

（1）方法：乳房的自查主要是乳房的视诊及触诊。

乳房的视诊，应仔细观察：双侧乳房的大小、形状，是否对称，有无块状物突出或静脉曲张；乳头位置有无内陷或异常隆起，乳房肿块引起乳头异常隆起，常是良性肿瘤的表现，如伴乳头凹陷则以恶性可能大。此外，观察乳头有无溢液、脱屑、糜烂、湿疹样改变；乳房皮肤的改变，有无红肿、水肿、凹陷等。

乳房的触诊，一般在平卧时较易检查，需要与坐位时检查作比较。平卧时，肩部略抬高，检查乳房外半侧时应将同侧手上举过头，让乳腺组织平坦贴于胸壁，检查内半侧时同侧手可置于身旁，用对侧手指掌面平坦而轻柔地进行扪诊，不能用手抓捏，以免将正常乳腺组织误认为肿块。检查时应有顺序地扪诊乳腺的各个象限及向腋窝突出的乳腺尾部；然后检查乳头部有无异常以及液体排出。检查动作要轻柔，以防挤压引起癌细胞的播散。最后检查腋窝、锁骨下、锁骨上区有无肿大淋巴结。

（2）在自查的过程中，发现以下早期症状需要特别注意：

①乳房肿块：特别注意质地较硬、增长较快、活动性差的包块。

②皮肤改变：当乳腺癌侵犯皮肤，会使皮肤的外观、颜色以及温度等出现异常。如皮肤出现橘皮样改变，皮肤颜色变深变红，同时伴有水肿、增厚，表面温度升高等炎症性外观表现。

③乳头改变：应该注意观察乳头是否出现内陷、抬高等异常表现，观察两侧乳头是否处于同一水平。

④乳头溢液：乳腺癌溢液多见于单侧乳房的单个乳管开口，溢液既可因为挤压被动溢出，亦可自行溢出。其性质可表现为水样、血样或浆液样。以乳头溢液为唯一症状的乳腺癌很少见，多伴有乳腺肿块。

⑤浅表淋巴结如腋窝淋巴结或锁骨上下淋巴结肿大。

出现以上情况时，建议到医院进行系统检查。

（3）乳房自查的最佳时间：月经正常的妇女，在月经干净后的第7～10天进行乳腺检查是最佳时间，因为此时雌激素对乳腺的影响最小，乳腺处于相对静止状态，易于发现病变。

**2.医生手诊检查**　主要是通过专科医生视诊及触诊来检查

乳房的形态，乳房皮肤表面、乳头乳晕的情况，乳房肿块及乳头溢液等。很多人都认为手诊不重要，其实手诊是不能替代的。有研究认为，大约44%乳腺癌可以通过细致的乳腺触诊发现。这个数字远远不够好，相当于一半多的乳腺癌会漏诊，尤其是不那么明显的肿块。另外，医生的经验、手感和细致程度也是一个变数。所以，还需要其他的检查。

肿块的手感和活动度对其良恶性的定性很强。如果是肿块局部红肿，摸上去有波动感，可能是囊肿；如果摸起来像摸鼻尖的感觉，有点韧，有点弹性，可能是纤维瘤；如果摸起来就像摸自己的额头，下面是骨头那种硬硬的感觉，就有可能是恶性的。另外，手诊时可以看到乳房有橘皮征或酒窝征，也是恶性肿瘤的一种迹象。

### ◇→ 辅助检查

临床检查尚有一定的误差，有丰富临床经验的医师对原发灶检查的正确率为70%～80%。临床检查腋窝淋巴结约有30%假阴性和30%～40%的假阳性，故尚需其他辅助诊断方法，以提高诊断的准确率。

所有的乳腺检查最好在月经后1周左右进行，以免因月经周期中乳腺生理变化而造成干扰。常用的辅助诊断方法包括以下几种。

1.B型超声波检查　可以显示乳腺层次结构，肿块的形态、质地及其血供情况。恶性肿瘤的形态不规则，回声不均匀，而良性肿瘤常呈均匀实质改变。应用超声波诊断乳腺恶性肿瘤的正确率达87%。超声波检查对判断肿瘤是实质性还是囊性较X线摄片为好，但对直径≤1cm肿瘤的鉴别能力较差。由于超声检查有时会出现假阳性，对微小钙化显示不敏感，对表现为非肿块性乳腺病变的诊断和鉴别诊断困难，同时也容易受设备和医生经验影响，因此需要经验丰富的医生诊断。

2.乳腺X线钼靶检查　医生可以通过X线识别临床触摸不到肿块的早期乳腺癌，早期乳腺癌的诊断率更高，其鉴别良、恶性肿瘤的准确率甚至可达90%以上。乳腺X线检查包括钼靶摄片和干板摄片两种，均适用于观察软组织结构。恶性肿瘤的图像呈形态不规则、分叶和毛刺状阴影，其密度较一般腺体的密度高，30%的恶性病灶表现为成堆的细砂粒样的小钙化点，此外，还表现有导管阴影增粗增多、血管影增粗、皮肤增厚等。X线检查也可用作乳腺癌高发人群的普查，以便能发现早期乳腺癌病灶。该检查方法操作简单，价格相对便宜，对仅表现为微小钙化的乳腺癌显示优于其他检查方法，但对致密型乳腺内病变检出的敏感性和准确性较低，适合40岁以上妇女乳腺癌筛查。

3.乳腺磁共振检查　由于其对乳腺癌检出具有极高的敏感性和无射线辐射等特点，非常适合于乳腺检查，特别是对有乳腺癌家族史等乳腺癌高危因素以及需要进一步确诊的女性。对乳腺癌有保乳手术意愿的患者，核磁共振可协助临床医生决定是否适合做乳腺部分切除。乳腺磁共振检查对软组织分辨率高，敏感性高于乳腺X线检查，能三维立体地观察病变，不仅能提供病灶的形态学特点，而且动态增强还能提供病灶的血流动力学情况。因此，对于X线和B超检查无法确诊的病变，磁共振检查可以提供更多的信息。由于磁共振可以发现较小的原发灶，因此对于隐匿性乳腺癌的发现意义较大，也往往用于高危人群的筛查。需要注意，体内有金属植入物的患者无法进行磁共振检查。

4.PET-CT检查　PET-CT检测远隔转移和局部复发比传统成像技术具有更高的敏感性和特异性，但检测乳腺原发肿瘤的敏感性极低，也无法替代前哨淋巴结活检对临床阴性的腋窝淋巴结进行分期。因此，适用于确诊局部病灶的患者，帮助判断远隔转移或复发。

5.乳腺专用伽马成像（BSGI）　BSGI检查的敏感性和特异性与MRI相当，远高于乳腺钼靶，尤其是对于高密度乳腺组织。此外，检测多中心或对侧病变效果也极佳。相比乳腺钼靶，BSGI的放射剂量很高，因此不适合用于筛查，仅在其他检查手段无法解决问题时采用。

6.乳管镜检查　主要针对乳头溢液但又未发现肿块的患者。它能在直视状况下做检查，对于乳腺导管内病变的患者，可以明确诊断并确定手术部位以及范围；同时，可以在乳管镜下获取细胞样本做细胞学检查，或利用器械摘取一些较小的良性肿块。

7.细胞学检查　有乳头溢液可做细胞学涂片检查，检查是否有癌细胞存在。有乳头糜烂或湿疹样改变时，可做印片细胞学检查，但也有一定的假阴性或假阳性可能。

8.活组织病理检查

（1）细针穿刺：用特殊的精细的针头，从可疑区域抽取组织或液体样本。因为种种局限，这种方法目前已经很少用了。

（2）核芯针穿刺活检：是最常见的一种活检方式。使用比较长而且粗一些的空芯针头，从乳腺肿块切取一个小而坚实的组织核心。这种活检比细针穿刺能取到更多的组织，往往需要局部麻醉，在超声影像或者MRI的引导下操作。

（3）立体定向活检：在立体定向活检过程中，乳腺被固定后，X线从几个不同角度对可疑区域生成立体图像，医生用较粗的针取出乳腺组织样本。通常用于在乳腺X线照片上看到微小的钙沉积物时。

（4）真空辅助活检：麻醉后，医生在乳腺上做一个小切口，把空芯针头插入可疑区域，通过连接的真空装置抽取组织样本。这种活检可以通过一个切口从多个区域取到组织。

（5）切除活组织检查：对病灶做病理检查是最可靠的确诊方法，其他检查方法不能代替。若已证实为恶性肿瘤（包括乳腺癌、肉瘤、叶状肿瘤等），为了防止活检手术可能引起的播散，应及时施行相应的根治性手术。活检通常只是代表性地取了肿块的很小一部分出来，并不完全代表肿块。所以，如果病理诊断为癌症，那一定是有癌症；如果病理诊断为良性，只能说明取出来的这一小部分是良性，需要综合考虑临床及影像结果来决定下一步怎么做。

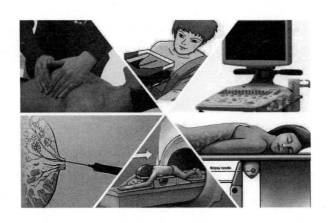

# 第二节　女性乳腺体检究竟该怎么选

据上海市疾病预防控制中心发布数据，乳腺癌已经成为对中国女性威胁最大的恶性肿瘤，上海城市乳腺癌粗发病率已达68.6/10万人，位列全国第一，其次为北京、广州等城市。这一在越发达地区发病率越高的疾病（全球发病率最高为北欧，如比利时乳腺癌发病率高达4‰），究竟该如何早诊早治？

如今，由于对乳腺健康的关注度不断提升，不少女性会在家进行自检，或到医院让医生进行体格检查，但这种方法并不十分可靠。因为这与女性自检的手法以及医生的经验密切相关，很多小肿块可能并不能被摸出来。乳腺钼靶、超声与磁共振是目前最为重要的三种常规影像学检查手段。

钼靶属于一种利用X线检查的方式，其射线更软，适合对乳腺等软组织进行检查。钼靶对乳腺的微小钙化比较敏感，从临床上来看，可发现的最小肿块仅为2~3mm，对于无症状或触摸不到的肿瘤有较好的诊断效率。但是它也存在一些缺点，因为钼靶检查需要压扁透视，如果患者乳腺腺体丰富，腺体可能会与病变重叠，难以辨别；如果乳腺体积偏小且肿块靠近胸壁，则无法进入透视范围，导致漏诊。钼靶有一定的放射性损害，不适宜频繁检查，因此，建议40周岁及以上的女性进行钼靶检查，并辅助超声等手段。

在我国，乳腺的超声检查最为常见。对于腺体脂肪量少的女性，超声检查的价值可能更高，超声检查对于乳腺内已经形成的肿块更敏感，但对钙化不明显。从优势上来看，它没有放射性，可以根据需要反复检查并分辨层次，可大致判断肿瘤是否恶性，也可以观察腋窝和锁骨上的淋巴结是否有转移，但对微小钙化灶就难以分辨清楚了。因此，35周岁以下的女性建议主要使用超声检查。

第三种检查手段为磁共振检查，它检出浸润性乳腺癌的敏感性大大高于钼靶和超声，适用于致密型乳腺的检查，可发现双侧多病灶的肿瘤。欧美国家建议30周岁以上的高危人群接受磁共振筛查。在中国更多用于肿瘤患者良性、恶性的鉴别诊断，已知恶性肿瘤患者的术前评估、术后疗效评估等，作为必要时对钼靶及超声检查有效的补充。

从经验角度讲，许多乳腺肿块都无痛感，患者可能掉以轻心，殊不知大多数乳腺癌都是无痛的。乳腺癌诊断、治疗方法现今已日趋成熟规范，希望广大女性朋友按时进行每年常规体检，将晚期乳腺癌扼杀在摇篮里。我们目前的建议是：40周岁及以上的女性进行钼靶检查，并辅助超声手段，磁共振作为必要补充。

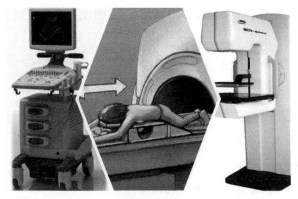

三种检查方法

## 第三节　乳腺影像学检查报告怎样看

　　一大早去医院排队挂号问诊做检查，好不容易拿到检查报告，等待医生详细诊断的这段时间里，看着B超或者钼靶单上"结节""无回声""BI-RADS X级"这些陌生的、仿佛隐隐带着不祥气息的字眼，心里就越来越害怕……不要再用不明所以的乳腺检查报告折磨自己脆弱的心灵啦，现在简单介绍下如何看懂乳腺检查报告。

1.结节、团块 "结节"是乳腺B超报告出现频率最高的术语。不明就里时，会将它与肿块相提并论，特别是提到有多发结节时，可能会让人觉得特别惶恐。其实"结节"只是一个描述性语言，是用来形容各种检查方法，如手诊、影像学检查所发现的"小肿块"，它不涉及这些"小肿块"的良恶性质，也不是疾病的名称。"团块"则与"结节"相对，是用来形容"大肿块"的。

2.低回声、无回声 在乳腺超声报告里，通常会形容结节是"低回声"或"无回声"，这同样是一个描述性语言。在B超的黑白图像上，各种不同性质的"结节"自然有的显得黑一些（低回声），有的更黑一些（无回声），似乎也没有特别客观的界定标准。

3."边界清楚"或"边界不清" 这是形容这些结节在图像上是否清晰可辨。不能绝对地说"边界不清"就是恶性的，"边界清楚"就是良性的，还需要结合其他检查结果，由医师做出具体分析。

以上的这些术语均不涉及病灶的良恶性，只是为临床医生提供更多信息，以便于分析。

4.囊肿 对特别典型的"无回声"结节，有经验的超声医生会将其直接判断为"囊肿"。所谓囊肿，可以理解为一层薄薄的皮包着一包水，在乳腺囊性增生病里较为常见。可以单发，也可以多发，而多数的囊肿是良性、无害的。

5.钙化 很多患者一看见钼靶报告上有这个词就吓得够呛，殊不知钙化在乳腺钼靶片里是非常常见的，有问题的恶性"钙化"则是非常少见的。良性的钙化一旦产生就不会消失，但终生也不会恶变，不需要管它。不过，疑似恶性的钙化一定需要医师做进一步的处理。

**6.腺体结构紊乱** 这是在乳腺B超或者钼靶报告里较为常见的一个形容腺体图像的描述性语言。如果把乳房想象成一个包子，那么皮肤、皮下脂肪组织就是"包子皮"，而腺体就是"包子馅"，如果"馅儿"的影像结构看起来与正常的不同，影像报告就会形容为"腺体结构紊乱"，多数是由于腺体增生所致，当然也不能排除极少数"结构紊乱"是因为局部细胞的恶变所致。

**7.BI-RADS分级** 这个看起来非常专业的英文缩写，很多患者朋友看到这个就紧张了。其实，"BI-RADS"是指美国放射学会的乳腺影像报告和数据系统（Breast Imaging Reporting and Data System）的缩写。后面常常会标记有0～6级的数字之分。BI-RADS分级标准被广泛应用于乳腺的各种影像学检查，如X线钼靶摄影、彩超、核磁共振等，是用来评价乳腺病变良恶性程度的一种评估分类法。BI-RADS分级法将乳腺病变分为0～6级，一般来说，级别越高恶性的可能性越大。对于高度紧张的患者而言，会简单直接地认为数字越大，疾病越严重。实际上确实是数字越大越严重，但在一定范围内，一般是不需要过度紧张的。根据BI-RADS分级，临床医生对患者的病灶会有针对性的处理。

（1）BI-RADS 0级：检查获得的信息可能不够完整，需要召回，结合其他检查后再评估。

（2）BI-RADS 1级：没有发现异常病变，乳腺健康。

（3）BI-RADS 2级：良性病变，不用太担忧，定期复查即可。

（4）BI-RADS 3级：介于良、恶性之间，倾向于良性可能，恶变率一般＜2%。建议每隔3～6个月定期检查。如果连续2～3年稳定，可降级为BI-RADS 2级。

（5）BI-RADS 4级：恶性病变可能性大，需要活检证实。根据恶性的可能性由低到高进一步分为4a、4b、4c三类。4a：低度可疑，恶变率3%～10%；4b：中度可疑，恶变率11%～49%；4c：高度可疑，恶变率50%～94%。

（6）BI-RADS 5级：高度恶性，恶性可能性＞95%，应积极进行诊断及处理。

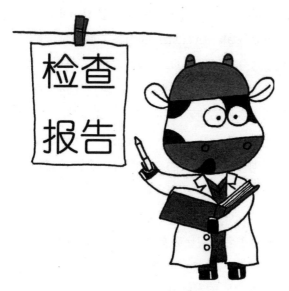

**检查报告**

（7）BI-RADS 6级：已经过活检证实为恶性，但还未进行治疗的病变。

最后需要强调的是，任何检查都只是对疾病诊断与治疗的一种辅助手段而已，不能替代临床医生的综合分析。

# 第四节　正确认识乳腺病理学检查

乳腺癌最常见的体征是无痛性肿块，有部分患者可表现为疼痛性肿块，乳头溢血或溢液，乳头回缩或抬高，皮肤呈"橘皮样改变"等。乳腺癌的最终确诊离不开病理学检查。

病理学检查包括对乳头刮片、乳头溢液涂片、细针穿刺涂片、空芯针穿刺及手术切除标本行常规石蜡病理检查等，其中常规石蜡病理学是诊断乳腺癌的金标准。

1.标本采集

（1）乳头刮片：采用玻璃片对乳头病变部分进行刮片，常用于乳头Paget病（是一种特殊类型的乳腺癌，其特征性的临床表现为乳头、乳晕皮肤瘙痒、糜烂、破溃、渗液、结痂、脱屑、伴疼痛等湿疹样改变，故又称为乳腺湿疹样癌，可伴有或不伴有乳腺内肿块）的诊断。

（2）乳头溢液涂片：通过挤压乳房，将乳头溢出的液体涂片，观察有无肿瘤细胞。由于溢液涂片所获取的细胞成分较少，且从乳管壁脱落的细胞因时间较长，易发生变性，诊断灵敏度及准确性较低，常常出现假阴性结果。临床上不能只根据一次乳头溢液细胞学涂片结果阴性就排除乳腺癌，应结合其他的检查方法。由于乳头溢液细胞学涂片是无创检查，可重复进行。

（3）细针穿刺细胞学：通常采用外径不超过0.7mm不同长度的细针刺入肿块内，吸取细胞进行病理检查。细针穿刺细胞学用于乳腺癌的诊断已有百余年的历史，对乳腺癌的早期发现具有较高的诊断价值。因其简单、快速、安全性高、不需要特殊设备、价格低廉而被临床广泛接受。

（4）空芯针穿刺：是乳腺癌诊断的一种重要手段。该技术采用专用穿刺针，在影像引导下行乳腺肿物穿刺，抽吸微小组织，进行病理组织学检查。经空芯针穿刺活检取材较多，可判断良性病变是否伴有高度增生或不典型增生，可以区分原位癌和浸润性癌；还可以做ER、PR等免疫组化检查，为术前新辅助化疗提供依据。有研究报道，空芯针穿刺活检的灵敏度最高可达99.20%，但是也存在一定假阴性率，近年来大有代替细针穿刺及部分冷冻切片检查之势。在西方国家许多大型的医学中心，无论是对于可触及的还是影像学检测到的乳腺疾病，粗针穿刺活检已取代细针吸取细胞学，成为最常用的诊断手段。

2.病理学诊断

（1）术中冰冻病理诊断：是乳腺癌诊断的一个非常重要的技术。外科医生将手术中切除的标本送往病理科，快速取材制成冰冻切片，病理医生对病变的性质、程度、切缘状况在短时间内做出判断。外科医生将根据冰冻病理报告来决定进一步手术方案。冰冻切片病理诊断的准确率约为95%。

（2）术后常规石蜡病理：是诊断乳腺疾病的金标准。常规取材过程要观察乳腺肿块的大小、形状、颜色、数量、重量、质地、包膜、切缘、切面有无出血坏死等。制成切片后病理医生在显微镜下观察肿瘤的组织结构，细胞的分化程度、异型性、增殖活性，有无脉管及神经等的侵犯。病理报告中要包含切除标本的大小、肿块大小、肿瘤细胞病理类型及分期、脉管癌栓及淋巴结转移情况等。免疫组织化学标记和分子病理技术，可观察雌激素受体、孕激素受体、Her2/Neu（CerbB-2）、细胞增殖指数等多项与患者治疗和预后相关的生物学指标。乳腺癌从组织学上可分为1～3级，级别越高表示乳腺癌的恶性程度越高。

# 第五节　乳腺癌筛查
## ——不同年龄，不同做法

中国乳腺癌发病率的增速是全球平均增速的2倍，在全世界排第一。乳腺癌筛查对女性来说很重要，那么，不同人群乳腺癌筛查应该在哪个年龄段？

### ➤ 15～25岁阶段

每次月经后3～5天进行乳房自检就可以了。因为15岁以后，月经初潮已经来临，乳腺已经开始发育。在人们的印象中，癌症多见于中老年人，但临床上，30多岁的乳腺癌患者也是比较多见的。纵使现在的乳腺癌诊疗手段和技术不断在更新，但乳腺癌年轻化的趋势似乎也无法阻挡。为了能更有效预防、发现和控制乳腺癌，定期的乳腺检查是必不可少的。

所谓的定期检查，包括两个方面，一个是自我检查，一个是临床的医学检查。目前国际通用的临床指南，都建议女性从25岁开始每年进行一次乳腺的临床体检。这是不是说年龄小于25岁的女性就可以高枕无忧呢？当然不是的。正如16岁的花季少女也会发生乳腺癌一样，现在的少女，由于营养充足，性意识苏醒较早，很多在十五六岁时，乳房的大小、形状等发育程度已基本接近成年女性。因此，她们也和成年人一样，有患乳腺疾病的风险。虽然目前没有任何指南告诉我们，年轻少女该在哪一个时间段开始定期检查自己的乳腺，但从卫生健康的角度出发，15岁以上月经初潮已经来临，乳腺已经发育的女孩子，就应该学着自我检查乳房了。

乳房自检，最重要的其实是手法。要谨记是"平抚"，而不要"抓"。因为乳腺是由小叶单位组成的，小叶单位本身就是一团一团的细胞。很多女性手法不对，用手指去提抓，抓到的明明是一个乳腺的小叶单位，却以为是肿瘤，把自己吓得够呛。正确的手法，应该是并拢手指，平抚过去，用手指感觉有无硬块或结节。用手指围绕乳头平抚一圈以后，别忘了轻轻挤一下乳头，看看有没有棕黑色或者血性的分泌物。育龄期女性，如果乳房自检时，乳头挤出了清亮的乳白色分泌物，这时千万别恐慌，因为那是正常的分泌物。乳房的自检，如果没有突发的不舒服，每月进行一次足矣。

现代女性工作压力和生活压力都很大，密集的检查会增加心理压力，反而不利于乳腺的健康。在月经干净后自检最放心。因为女性在月经前、月经期，由于乳腺组织受雌激素水平影响，都会有乳房胀痛的感觉，如果这个时候进行自检，会明显感觉乳房变大，甚至能触摸到一些结节，这其实是正常现象。因此，为避免引发不必要的恐慌，每月的乳腺自检最好安排在月经干净后3～5天进行。

 **25～40岁阶段**

目前国际通用的标准是，25岁以上的健康乳腺，每年进行一次乳腺彩色B超检查就足够了。但如果乳腺查出异常（乳腺肿块、结节等性质待定的病灶），就要每半年检查一次。除此之外，如果有典型家族史，如家中曾有患卵巢癌以及乳腺癌的直系亲属（母亲、姨妈、外婆、姑姑、奶奶等），那么，就要把关注乳房的时间提前，进行乳房检查的时间也相应提前。其实，乳腺该怎么检查，和年龄的关系很紧密。对于年轻的女性来说，乳腺B超是首选检查方法。如果在乳腺B超检查中发现有肿块、囊肿等异常情况，40岁以下的女性，我们也不建议做钼靶检查完成进一步的确认，而是采用核磁共振（MRI）检查。因为钼靶检查是放射性的检查，对于年轻女性，特别是20多岁的育龄女性，乳腺组织非常致密，腺体组织没有退化，如果采用钼靶检查，放射线穿透乳房的时候就会被腺体所吸收，这样拍出来的钼靶照片不仅模糊不清，无法辨别肿块和腺体之间的区别，还让年轻女性白白摄入了很多射线。

 **40岁以上阶段**

　　一般建议，女性在40岁开始每年进行钼靶+乳腺B超检查即可，这种检查方法可以得到非常准确的乳腺癌诊断筛查结果。但是，如果家族中有三位女性成员患乳腺癌，或者母系家族里有一个以上的卵巢癌患者时，彩超联合钼靶的检查时间就要提前到35岁开始了。有些人认为钼靶对乳腺组织有损伤，还会"吃"射线，不想做这种检查，问能不能用B超替代呢？答案是：两者不能相互替代！钼靶检查对正在退化的乳腺是非常好的检查方法。X射线能够通过退化的乳房，这时的乳房以脂肪组成为主，能够清晰看到存在乳房里面早期的恶性肿瘤征象。钼靶检查对以钙化为表现的早期乳腺癌，诊断准确性是相对较高的。但是，B超诊断囊肿、肿块的能力比钼靶强，尤其是对一些特定肿瘤，如乳头状瘤。

　　20世纪70年代，包括美国在内的各个西方国家政府，对大量人群进行乳腺癌的早期筛查项目中就包括钼靶影像筛查，发现每年的钼靶检查能够提高40岁以上女性乳腺癌的确诊率，同时降低乳腺癌的死亡率。因此，对于40岁以上女性（不管已婚未婚、已育未育），建立以钼靶为主的筛查手段，并且坚持一年一次钼靶检查，这是目前所有乳腺癌诊疗指南中最常规的做法，也是十分关键的筛查乳腺癌的方法。

　　由于乳腺癌发病原因非常复杂，目前并没有发现任何一个直接影响其发病的因素；乳腺癌不像宫颈癌，有明确的致病病毒——人类乳头瘤病毒（HPV），可以作为癌症筛查的明确检测指标和预防靶点。所以，即使连续几年检查都没有发现乳腺有异常病变，这也不能成为掉以轻心的理由，还是要每年坚持乳腺癌筛查。

　　乳腺癌发病一般有两个高峰，第一个高峰是45～55岁，第二个高峰是65岁以后。所以说，女性并不是绝经了就没有了乳腺癌发生的风险，反而在65岁绝经后，乳腺癌的发生率还会有一个高峰。所以，女性绝经后仍然需要坚持每年一次乳腺体检，这点特别重要，不能大意。

# 第 3 章

# 乳腺癌的综合治疗

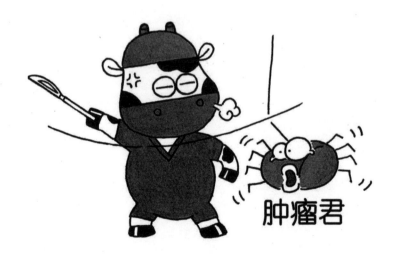

肿瘤君

# 第一节　乳腺癌的手术治疗

 **历数乳腺癌外科治疗百年来五个重要的转折点**

乳腺癌外科手术治疗发展至今，经历了一系列变迁，总结起来可以说是"在矛盾中砥砺前行"。从早期的最大可耐受治疗转变为目前的最小有效治疗，技术、理念发生了翻天覆地的变化。而这些所有变化的根基，就是循证医学的不断推动。

1.*初识乳腺癌*　19世纪，德国病理学家Virchow经过对尸体进行病理解剖学研究，提出乳腺癌起源于导管上皮并沿着筋膜和淋巴管播散的理论。这一理论完全不同于Gallen的体液致病学说，认为乳腺癌是一种局限性疾病，可以通过手术治愈，为19世纪末和20世纪的乳腺癌外科治疗奠定了理论的基础。

Halsted基于此理念，于1894年提出乳腺癌根治术。当时的切除范围包括全乳房+胸大肌、胸小肌+腋窝脂肪组织。其根据是Virchow学说（乳腺癌转移解剖学模式），即由原发肿瘤转移至区域淋巴结，再侵入循环系统，继而发生血行转移。这一手术方式使得乳腺癌5年存活率由10%~20%提高到35%~45%，局部的复发率下降到10%以下。这在当时被誉为是乳腺癌外科治疗的里程碑。

2.*乳腺癌扩大根治术*　乳腺癌根治术让外科医生"得意"了40年，然而问题很快就暴露了，即相当一部分根治术后的患者发生了胸骨旁的复发。到底是什么原因呢？莫非该术式并没有做到"根治"?

其实早在1918年，Edward Philip Stibbe就已经发现，在尸体解剖中，在紧贴着胸膜外脂肪层的胸骨旁肋间隙，还分布着常被人忽视的内乳淋巴结。乳腺癌根治术患者的术后胸骨旁复发，显然是内乳淋巴结受到了侵犯，并没有得到根治。基于此，Margottini(1949)和Urban(1951)分别提出了乳腺癌扩大根治术——根治术合并胸膜外和胸膜内清扫内乳淋巴结。

**3.改良的乳腺癌根治术** 研究发现，乳腺癌扩大根治术与乳腺癌根治术相比较，患者无病生存率并没明显提高；相反，患者生活质量明显下降，并发症也明显增多。为了提高患者生活质量、减少并发症，Auchinclass在1950年提出保留胸大、小肌的乳腺癌改良根治术Ⅰ式，Party提出切胸小肌、保留胸大肌的乳腺癌改良根治术Ⅱ式。

NSABP B-04临床试验在10年随访计划完成后公布结果：临床淋巴结阴性的乳腺癌患者随机接受Halsted手术、全乳切除+腋淋巴结放疗、全乳切除+后期淋巴结清扫术，整体生存率和无病生存率无显著差异，但改良根治术后的形体效果和上肢功能占优势。这项研究是乳腺癌手术治疗的另一个里程碑，肯定了改良根治术的地位，为缩小手术范围提供了理论依据。

**4.乳腺癌保乳手术** 20世纪80年代，Fisher提出乳腺癌是一种全身性疾病，原发灶和区域淋巴结的处理方式都不影响患者的生存率，为保乳手术提供了理论依据。

早期乳腺癌试验协助组（EBCTCG）对28 405例患者进行了荟萃分析，发现改良根治术与保乳术患者的局部复发率分别为6.2%和5.9%，两者无明显统计学差异。2002年公布的NSABP B-06与意大利米兰试验随访长达20年，证实早期乳腺癌行保乳术加放疗与乳房切除手术有同样的效果。有以上临床试验结果的有力支持，保乳术成为早期乳腺癌患者的首选，乳腺外科进入了"保乳时代"。

5.腋窝淋巴结活检术　20世纪90年代初，Krag和Giuliano等分别报道了前哨淋巴结活检在乳腺癌治疗的成功应用，使60%～75%的腋淋巴结阴性的患者免于淋巴结清扫，进一步提高了乳腺癌患者的生活质量。

此后，ASCO、NCCN、St.Gallen等国际肿瘤研究机构均指出，前哨淋巴结（SLN）活检技术简便、安全、可靠，可以避免腋窝淋巴结清扫（ALND）带来的各种并发症，对有SLN活检适应证患者腋窝淋巴结分期，应该首选SLN活检。随着外科学技术和循证医学的飞速发展，乳腺专科医生专业知识必须与时俱进，只有不断更新理念、提高技巧，才能把乳腺癌防治工作持续推向前进。

◆ **留住乳房也能保命**

对女人来说，乳房不仅是哺乳器官，还是美和性吸引的象征。医学的进步早已能保住乳腺癌患者的乳房，很多人对此却不了解。

### "保命"和"保乳"并不冲突

面对乳腺癌，全切"保命"还是局切"保乳"，成了很多女性的艰难选择。全部切掉乳房，严重影响生活质量和心态；局部切除，又担心"没有切干净"，癌症复发。但在很多乳腺癌专家眼里，"保命""保乳"并不矛盾，病情合适的乳腺癌患者，保乳后仍可以很好地保命。19世纪后期乳腺癌手术问世，在很长一段时间，它是治疗乳腺癌的唯一手段。以前主张"切"掉乳房，认为切得越彻底，癌症复发风险越低。到了20世纪80年代，"留"住乳房逐渐成为主流。经过意大利等多国对比研究发现，与全切乳房相比，保乳治疗并不会影响患者的无病生存率和总生存率。

乳腺癌为何偏爱中国女性，原因不少，最主要的有两条：

**1.乳房太紧**　亚洲女性乳房的特点是脂肪少、腺体多，很容易发生乳腺癌。脂肪少、腺体多的乳房，在医学上叫"致密性乳腺"。致密性乳腺罹患乳腺癌的概率比非致密性高4~6倍。这是基因，没法改变。

**2.生娃太晚**　《中国乳腺癌现状报告》调查数据揭秘：没生过孩子的女性比生过孩子的女性患乳腺癌的概率高2.5倍，35岁以上怀第一胎的女性则比20多岁怀孕生孩子的女性要高2倍多。也就是说，正常年龄段怀孕生子会大大降低患乳腺癌风险。这个风险可以改变，那就是生娃要趁早。

### 中国乳腺癌患者为啥近九成被切除乳房？

做女人"挺"好。对于女性患者来说，切除乳房会对身心造成巨大创伤，但又担心保乳癌细胞清除得不够彻底，影响到生存。是否保乳，就成为女性乳腺癌患者抉择的两难。

长期以来切除乳房似乎是治疗女性乳腺癌的常规方式。其实，早在20世纪90年代，乳腺癌保乳术就已纳入手术治疗指南建议中。然而，一项发表在权威国际医学核心期刊《柳叶刀》上中国全国范围内的调查结果显示，乳房切除术占到原发性乳腺癌手术的88.8%。这意味着，近9成的中国乳腺癌患者被切除了乳房。美国哈佛大学医学院附属丹娜法伯／布列根和妇女癌症中心乳腺外科的主任Mehra Golshan博士说，在美国仅有36%患者根据需要做全乳切除，2/3的患者接受了保乳手术，在微创手术和即时检查可协同进行的一体化手术室里，可以做到精准切除肿瘤组织，同时保住女性傲人的"双峰"。抓一个坏人，却冒着错杀三千的风险。国内治疗恶性肿瘤，一刀除"恶"，务必求尽，可能殃及无辜。中美癌症治疗最大一个不同点是，美国大多数癌症发现是早期的，中国大多是中晚期。拿乳腺癌来说，很多患者已经错过了最佳手术保乳时机。不得不说，很多患者存在认识误区，认为切得越彻底，癌症就根除得越到位，都愿意切得干干净净。

### 保乳与切乳的生存率一样吗？

美国癌症协会的统计显示，美国乳腺癌5年生存率是89%，中国是73.1%。与之相对应的数据是：美国接受保乳手术的患者是64%，中国只有5.5%。美国专家说，保乳治疗的生存率与全乳切除的生存率几乎一样，保乳治疗不会增加肿瘤的复发，更不会降低患者生存率。为什么美国能够在保持高治愈率同时，让2/3的女性患者保住乳房呢？美国专家归结为：多学科合作、一体化手术。多学科团队，协同作战，可以帮助患者获得理想的治疗效果。手术过程中专家可以借助核磁共振影像引导，即时查看手术效果，做到精准切除、干净彻底。统计数据显示，借助一体化手术进行保乳，可大幅降低乳腺癌患者术后需要再次手术的概率，降低33%的乳腺癌患者术后复发率。并非厚此薄彼，也不是外国的月亮比中国的圆，我国恶性肿瘤治疗，是该告别"狂轰滥炸"，实施定点清除和精准医学的时候了。

**我们也必须清楚地认识到，不是所有患者都能保乳**

导致国内保乳术比例较低的原因很多，除了患者和部分医务工作者对保乳认识不足外，医院条件受限也是因素之一。光靠乳腺外科做不好保乳术，必须有强大的病理科、放疗科做支撑，前者帮助观察患者组织的性质，后者则是患者术后康复的重要保证。目前国内很多基层医院还不具备这些条件。此外，中国女性的乳房本身比西方人小且紧致，同样一个瘤子长在西方女性身上可能算小，能局部切除，但长在中国女性乳房上所占比例就会较大，需全部切除。

其实，保乳也不是想做就能做，它有严格的适应证。

1.早期、部分中期乳腺癌患者，且肿瘤最大直径最好不超过3cm，肿瘤占乳房体积20%以下，适合保乳手术。

2.肿瘤位于乳房外周的，比距离乳头2cm以内的更适合保乳手术。

3.单个或肿瘤数量少的，比弥漫性肿瘤更合适。

4.通过术前检查，比如核磁共振看有没有多个病灶，通过前哨淋巴结活检看有无腋窝淋巴结转移等。

5.有些当时不太适合保乳术患者，可通过术前化疗，先将肿瘤"缩小"，达到适应证要求后再考虑进行保乳手术。

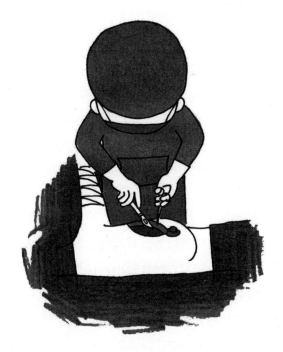

保乳术

**前哨淋巴结活检4种结果的对应策略**

腋窝淋巴结的处理是乳腺癌手术的重要内容，腋窝淋巴结清扫是乳腺癌腋窝处理的标准方式。然而，淋巴结清扫的并发症，如上肢水肿、肢体麻木等，会严重影响患者的生活质量。更重要的是，近年来，随着前哨淋巴结（SLN）活检技术的成熟，以及多项大型关于前哨淋巴结活检对比腋窝清扫临床研究的发表，越来越多的医生和患者选择前哨淋巴结活检，以避免腋窝手术后给患者带来的生活质量下降。那么，我们在临床上该如何把握前哨淋巴结处理的适应证，又该如何根据前哨淋巴结活检的结果，决定下一步治疗呢？

1.哪些情况适合前哨淋巴结活检？

前哨淋巴结的概念，1977年由Cabanas在阴茎癌治疗中提出，1993年被Krag等引入乳腺癌的治疗中。它是指引流原发肿瘤的第一站淋巴结，也是最先接受肿瘤转移的淋巴结。它的理论基础是基于：若前哨淋巴结没有转移，其他淋巴结发生转移的概率非常小，且认为乳腺癌的转移是遵循一定的规律的。

2017版中国乳腺癌指南指出，除了炎性乳腺癌及明显的临床腋窝淋巴结阳性以外，其他的情况都适合做前哨淋巴结活检，特别是对于那些肿块较小、保乳愿望强烈、又愿意配合术后辅助治疗的患者来说，前哨淋巴结活检是合适的检查。这里所谓的临床淋巴结阳性，是指通过体格检查或者B超检查发现的肿大淋巴结。

2.前哨淋巴结病理检查的结果

AJCC第八版分期手册罗列了前哨淋巴结病理活检可能获得的结果，具体包括以下方面。

（1）ITC：孤立肿瘤细胞，单个细胞或最大径≤0.2mm的小细胞簇。

（2）微转移：0.2mm<肿瘤病灶最大径≤2mm。

（3）宏转移：淋巴结内存在一个以上>2mm的肿瘤病灶。

（4）SLN阴性。

3.如何采取相应的治疗策略？

前哨淋巴结活检的目的是为了获得腋窝淋巴结的全面信息，采取针对性的策略，这体现了当今医学更加精准的方向和要求。那么，针对上述4种SLN活检的结果，接下来我们该如何实施临床操作呢？

（1）ITC：腋窝SLN转移的概率<8%，不推荐常规行腋窝淋巴结清扫（ALND）。

（2）微转移：约20%的患者腋窝SLN是阳性，且大多数为宏转移（80%），ALND可导致15%的患者分期提高，7%的患者辅助治疗改变。SLN微转移患者，如果接受保乳联合放疗，可不实施ALND；否则，应该实施ALND。

（3）宏转移：约50%的患者腋窝SLN阳性。ALND是标准治疗，且有望通过ALND进一步获得的预后资料改变临床决策。然而，对于那些没有接受过新辅助治疗的临床$T_1$~$T_2$期、临床腋窝淋巴结阴性、SLN病理1~2枚宏转移保乳治疗者，如果保乳术后接受放疗和系统全身治疗，可以免除ALND。

（4）SLN阴性，不需进行腋窝处理。

总之，前哨淋巴结活检是一项安全、可以准确评估腋窝淋巴结病理分期的技术。只要具备相应的设备，接受系统的训练，遵循相应的操作规范，可以安全有效地替代ALND，从而显著降低手术的并发症，改善患者的生活质量。

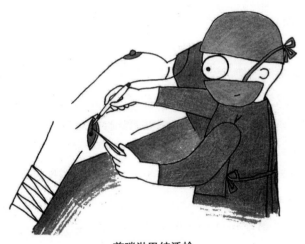

**前哨淋巴结活检**

 **乳腺癌术后常见并发症**

乳腺癌是女性常见恶性肿瘤之一，在女性中发病率相对较高，早期常无明显症状，到了晚期常常会引发各种并发症，对人体健康危害极大。乳腺癌手术是最主要的治疗方式，乳腺癌术后相关并发症是不能忽视的问题。

1.**皮瓣坏死**  皮瓣坏死、愈合延迟，可能会影响后续的治疗。乳腺癌根治术常需切除较多的皮肤，加之皮瓣分离的范围较大，皮瓣剥离过薄或厚薄不均，会使真皮内毛细血管破坏而影响术后皮瓣的血供；或者皮瓣缝合时张力过大，术后伤口积液时也会引起皮瓣的缺血坏死；有时因为使用电刀操作不当造成局部皮肤烧伤或血管凝固性栓塞也容易导致皮瓣坏死。皮瓣坏死一般术后24小时即见缺血的皮肤变苍白，逐步呈青紫色水肿，表面有小水疱，3～7日后坏死区域的界限逐步清楚，皮肤逐渐呈黑色硬痂状。

2.**出血**  是术后常见的并发症之一。在行肿块切除或者根治性切除术后均可有此种并发症的出现。出血的原因：一是术中止血不彻底，遗留有活动性出血点；二是术后由于应用持续负压引流、体位改变或剧烈咳嗽等原因使电凝的凝血块脱落或结扎的丝线滑脱，导致引流出血；三是术前应用化疗或激素类药物使伤口容易渗血。针对此情况，建议患者术后辅助进行补硒，以修复患者受损的细胞，加快手术创面愈合，并提升患者的免疫力，加快术后的恢复速度。

3.**上肢水肿**  乳腺癌根治术后，由于上肢的淋巴及血液回流受阻碍易引起上肢的水肿，其的发生率各家报道不一，为5%～40%。近年来严重上肢水肿的发生率已明显下降，不超过5%。造成上肢严重回流障碍的原因有腋区积液或感染，造成局部充血、纤维化、疤痕形成，防碍侧支循环的建立；术后锁骨上、下区及腋区的放射治疗，引起局部水肿，结缔组织增生，局部纤维化继而引起水肿。上肢水肿可在术后数天甚至数年后出现，肿胀部位往往位于上臂，亦可在前臂或手背。术后经常锻炼上肢功能，避免上肢进行过重体力劳动以及避免上肢的感染可以减少上肢水肿的发生。一旦上肢出现水肿，只能应用对症治疗以减轻水肿。

**4.积液** 指皮瓣与胸壁或腋窝间有液体积聚，造成皮瓣不能紧贴于创面。它也是乳腺肿瘤术后常见的并发症之一。常见的原因有：引流不畅，使创面渗出液不能及时引出，创面内血凝固形成凝血块不能引流出，液化形成积液；解剖腋静脉周围的淋巴脂肪时，一些小淋巴管损伤而未结扎伴引流不畅形成积液，一般发生在腋窝外侧；电刀解剖腋静脉时发生积液的机会较使用手术刀为多，可能电刀对创面的愈合有一定的影响，且经电刀解剖后一些小的淋巴管暂时封闭而在负压吸引后又有开放，造成积液。

**5.脂肪液化** 就是脂肪组织因为多种原因发生无菌性坏死，最终以液态物质排出，在伤口处形成较多渗液，影响切口愈合。多种原因可引起脂肪液化。脂肪组织本身血运较差是易发生坏死液化的病理生理基础；体型肥胖者或脂肪较厚的部位（如腹部）更易发生；术中使用高频电刀易造成脂肪细胞热坏死；切口暴露时间长，缝合时留有死腔、脂肪层缝合过密、术中持续拉钩挤压、反复钳夹等均易引起脂肪缺血坏死、液化。

（1）诊断：脂肪液化目前尚无统一诊断标准，诊断要点如下：

①多发生在术后5～7天，大部分表现为切口有较多

渗液。

②切口愈合不良，皮下组织游离，渗液中可见漂浮的脂肪滴。

③切口边缘无红、肿、热、痛及皮下组织坏死征象。

④渗出液涂片镜检可见大量脂肪滴，连续3次培养无细菌生长。

（2）脂肪液化的处理原则：首先需排除感染的可能。脂肪液化不是伤口感染，但长时间渗出会造成伤口愈合不良，极易引起伤口感染。一旦发生液化应尽早引流，加强换药。若渗液较少，通过换药就可使切口顺利愈合。若渗液较多，应及时敞开切口，保证充分引流，待肉芽组织新鲜后再行Ⅱ期缝合。糜蛋白酶能迅速分解坏死组织使其变得稀薄，利于引流排除，加速创面净化。高渗糖在脂肪液化的治疗中也起了很大作用。红外线照射切口，保持切口的干燥有利于切口脂肪液化的好转。

（3）脂肪液化的预防：脂肪液化在手术中不能完全避免，但可以通过努力减少脂肪液化的发生。精细操作、仔细止血、缩短手术暴露时间，脂肪层切开时慎用电刀，术中可用湿盐水纱布保护脂肪层。脂肪层缝合不宜过密，不留死腔。手术结束时大量生理盐水冲洗切口，冲掉已坏死脂肪组织，切除估计可能变性坏死的脂肪组织。若皮下脂肪组织过厚，估计有脂肪液化的可能，应预置引流管或引流条。

6.感觉异常和疼痛　手术侧感觉异常,手术周围部位可能会感觉异常，包括酸麻、刺痛、感觉迟钝等症状。这些症状较为多见，一段时间后会好转，也可能会持续较长时间。手术部位或手臂手术后的疼痛，随着时间的流逝会慢慢好转，但好转的时间存在个体差异。如果疼痛严重或持续疼痛，应向医生咨询。腋下神经损伤（仅见于腋下淋巴结切除术），腋下有手臂内侧、乳房部位感觉神经及部分运动神经，腋下淋巴结切除时可能导致这些神经损伤，造成腋下部位失去知觉，偶有运动神经损伤，造成肩胛骨或手臂升高的动作略有障碍。

 **手把手教你看懂乳腺癌术后病理报告**

乳腺癌术后的病理报告是病历中最重要的部分，对于不了解乳腺癌的患者和家属来说，报告中的符号、数字和专业名词，都是非常难读懂的。很多人都是一头雾水，甚至靠百度解决问题。那么，一张完整的乳腺癌术后病理报告，应该包括什么内容？

1.组织学类型

（1）非浸润性癌

①导管内癌（癌细胞未突破导管壁基底膜）。

②小叶原位癌（癌细胞未突破末梢乳管或腺泡基底膜）。

非浸润性乳腺癌占总数的5%～10%，属早期，预后极好，5年生存率95%以上，且不需要化疗。

（2）早期浸润性癌：指癌的浸润成分＜10%

①浸润性导管癌。

②早期浸润性小叶癌。

此型仍属早期，预后较好。

（3）浸润性癌

①浸润性特殊癌：乳头状癌、髓样癌（伴大量淋巴细胞浸润）、小管癌（高分化腺癌）、腺样囊性癌、黏液腺癌、大汗腺样癌、鳞状细胞癌等。此型分化一般较高，预后尚好。

②浸润性非特殊癌：包括浸润性导管癌（临床上最为常见类型）、浸润性小叶癌、硬癌、髓样癌（无大量淋巴细胞浸润）、单纯癌、腺癌等。此型一般分化低，预后较上述类型差，且是乳腺癌中最常见的类型，占80%，但判断预后尚需结合疾病分期等因素。

（4）其他特殊类型乳腺癌：包括小管癌、浸润性筛状癌、髓样癌、分泌黏液的癌、神经内分泌癌、浸润性乳头状癌、浸润性微乳头状癌、大汗腺癌、化生性癌、富于脂质的癌、分泌性癌、嗜酸细胞癌、腺样囊性癌、腺泡细胞癌、富于糖原的透明细胞癌、皮脂腺癌、炎症性癌。

2.组织学分级　反映肿瘤与正常组织的差异，分Ⅰ～Ⅲ级，分级越高，肿瘤的生物学行为越差，恶性程度越高。乳腺癌组织学分级主要从3个方面进行评估：腺管形成的程度、细胞核的多形性、核分裂计数。

3.肿瘤的位置与大小　肿瘤最大径每增加1cm，复发转移风险升高12%。

4.手术切缘　癌周是否合并有原位癌、不典型增生等病变。

5.**是否侵犯脉管/淋巴管**　帮助医生判断肿瘤生物学行为，指导辅助治疗。

6.**腋窝淋巴结转移情况**　乳腺癌最早转移的部位是腋窝淋巴结，淋巴结是否有转移及转移的数目可以指导医生制订合理的治疗方案，如是否需要化疗、放疗等。腋窝淋巴结受累每增加1枚，复发转移风险升高6%。淋巴结转移是重要的预后指标，用X/Y表示。X代表转移淋巴结数，Y代表送检病理数，X值越大预后越差。

7.**激素受体检测**　雌激素受体（ER）和孕激素受体（PR），反映肿瘤是否受激素调控。如果其中之一是阳性，说明内分泌治疗会有较好的效果，内分泌治疗可降低ER（+）/PR（+）患者复发风险约50%。

8.**癌基因检测**　即CerbB-2蛋白/HER-2基因的检测。HER-2是一种癌基因，CerbB-2蛋白是HER-2基因的表达产物，反映肿瘤的恶性程度。HER-2基因过度表达，复发转移的机会较大。免疫组化检测CerbB-2蛋白（-）、（+）时即判断为阴性；CerbB-2（+++）时判断为HER-2阳性，可直接使用赫赛汀治疗；CerbB-2（++）时需再进行FISH检测，进一步明确HER-2基因是否扩增，以决定是否采用靶向治疗。

9.**Ki-67检测**　Ki-67是细胞增殖最重要的指标，用百分率表示。阳性比率越高，预后越差。

最重要的是，病理报告单需要有经验的专科医生根据患者个体情况进行全面评估，再制订具体的治疗方案和药物选择。

## 第二节　乳腺癌的辅助化疗

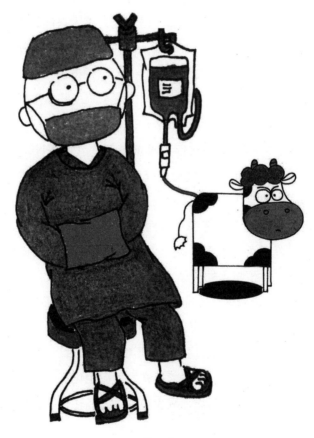

化　疗

**乳腺癌化疗相关基础知识**

化疗是乳腺癌患者全身治疗中重要的组成部分。化疗药物进入体内，通过血液循环到达肿瘤部位，抑制肿瘤细胞的增殖和分裂，从而达到杀死肿瘤细胞的目的。当乳腺癌肿瘤发展到＞1cm，称为临床上可触及肿块时，往往已经是全身性疾病，可能存在远处微小转移灶。手术只能做到局部控制，而术后体内可能仍存在残余的肿瘤细胞，这时就需要化疗来清除体内残余肿瘤细胞。

目前，乳腺癌化疗可在疾病的三个阶段发挥作用。

1.术前化疗（新辅助化疗）阶段　新辅助化疗一般是在术前给予2～4个周期化疗。根据最新的乳腺癌NCCN指南和St.Gallen共识，新辅助化疗的适应证为不可手术的局部晚期或者有保乳期望但因肿瘤太大无法保乳的患者。新辅助化疗可使原本没有手术条件的患者获得手术机会，同时也可以降低手术难度，减少术中转移及术后并发症发生，并可以尽早预防远处转移，提高长期生存率。

2.手术后辅助化疗阶段　辅助化疗是乳腺癌手术后根据危险因素采取的预防复发转移的治疗手段。术后宜早期进行，争取在术后2周应用，最迟不能超过术后1个月。对于比较局限的肿瘤，根据手术情况在术后应用化疗，消灭体内可能存在的微小转移病灶，减少肿瘤复发和转移的机会，以提高治愈率。

3.复发转移后或晚期患者的化疗　复发转移化疗是指对

于手术后出现复发转移的患者或就诊时肿瘤不能切除的患者，利用化疗使肿瘤缩小、稳定，以缓解症状，延长生命。推荐的化疗方案包括单药序贯化疗或联合化疗。复发和转移性乳腺癌首选单药治疗，包括蒽环类（多柔比星、脂质体多柔比星）、紫杉类（紫杉醇）、抗代谢类（卡培他滨、吉西他滨）、其他微管抑制药物（长春瑞滨、艾瑞布林）。辅助治疗首选联合用药的方案，包括：CMF（环磷酰胺/甲氨蝶呤/氟尿嘧啶）、CAF/FAC（氟尿嘧啶/多柔比星/环磷酰胺）、FEC/CEF（环磷酰胺/表柔比星/氟尿嘧啶）、AC（多柔比星/环磷酰胺）、EC（表柔比星/环磷酰胺）、AT（多柔比星/多西他赛，多柔比星/紫杉醇）、GT（吉西他滨/紫杉醇）、XT（卡培他滨/多西他赛）。

（1）化疗方案选择原则：根据患者特点、治疗目的、自身耐药性及生活质量制订个性化方案。序贯单药化疗适用于转移部位少、肿瘤进展较慢、无重要器官转移的患者；联合化疗适用于病变广泛且有症状，需要迅速缩小肿瘤的患者。既往使用过的化疗药物应避免再次使用。

（2）化疗前的准备工作：化验血细胞数量及检验肝、肾功能，以确保治疗的可行性；测身高、体重，用以计算合适的治疗剂量。

（3）化疗前需告知医生的事：曾有其他肠道方面疾病或有肠梗阻的病史；过去化疗过程中，曾有过敏反应；目前怀孕或哺乳；有肝脏方面的疾病；使用其他非处方药。

（4）调整身心：化疗的不良反应相对来说比较大，很多患者难以承受，所以在化疗前，一定要让自己的身心都达到最好的状态。注意锻炼身体，健康饮食，多做一些让自己感到轻松愉悦的事情，并了解化疗的不良反应及应对措施，做到有备无患。

 **如何选择合适的静脉输注装置**

乳腺癌患者通常需要输液，其输液时间长，输入药物刺激性大，对血管造成的损伤大，输液引起的并发症也比较常见。因此，肿瘤患者选择恰当的静脉通路装置对于预防相关输液并发症格外重要。那么肿瘤患者应如何选择呢？

**1.静脉通道的种类**

（1）中心静脉通道：凡是导管尖端到达腔静脉者，均为中心静脉导管。目前在使用的有：PICC留置管、深静脉留置管（颈内静脉、锁骨下静脉或股静脉留置管）、输液港等。

（2）外周静脉通道：如一次性头皮针、留置针（套管针）等。

**2.输液通路的优缺点**

（1）外周短期静脉器材：留置针（套管针）。

优点：价格低廉；使用方便，护士操作步骤简单。

缺点：一般使用时间不能超过96小时；堵塞率、脱出率较高；静脉炎发生率高；药物可能过分刺激外周血管，易发药物外渗；患者反复穿刺最终可能没有可以穿刺的血管。

（2）中心静脉通道（CVC）

①颈内静脉、锁骨下静脉或股静脉留置管。

特点：自颈内静脉、锁骨下静脉或股静脉穿刺，需要去手术室由麻醉医生操作，一般适宜短期使用（小于30天）。

优点：适用于所有类型的静脉治疗，可用于监测中心静脉压，价格相对便宜。

缺点：插管可能发生血气胸、大血管穿孔，威胁到生命安全；感染的发生率高，使用期限短，患者不能带管出院。

②PICC：经外周置入中心静脉导管。

优点：适用中长期静脉治疗的患者，可使用1年左右；适宜化疗药物等刺激药物治疗；价格适中。

缺点：一般置管于患者手臂，导管外露并需要每周通管，敷料需每周更换；对皮肤易过敏的患者可能引发导管周围皮肤炎症。

③输液港：植入式中心静脉导管系统。

特点：通过植入患者皮下长期留置在体内用于输液治疗的治疗，可以实现全肠外营养、化疗以及其他高渗液体的输入。该输液系统包括一条中央静脉导管，导管末端连接一种装置，称为穿刺座，利用小手术方法将导管经皮下穿刺置于人体大静脉中，如锁骨下静脉、上腔静脉，部分导管埋藏在皮下组织，将另一端的穿刺座留置在胸壁皮下组织并缝合固定，手术后皮肤外观只看到一个小的缝合伤口，愈合拆线后患者体表可触摸到一个突出圆球，约一元硬币大小。治疗时再次定位下针，适用于输注高浓度的化疗药物、完全肠外营养、血液制品输注。因为导管末端在大静脉中，能够迅速稀释药物浓度，避免对血管壁的刺激和损伤，比一般静脉输液减少血管硬化的机会。

优点：可以长期使用，减少患者反复静脉穿刺的痛苦。如需连续输液治疗，患者只需每周更换留置针头即可；若患者不需静脉输液治疗，仅需每月通管一次。皮肤表面看不见装置，患者可正常洗浴及游泳，感染风险低。

缺点：置入难度大，需要在手术室由经过培训的医生通过手术置入，植入过程长；拆除需再进行一次手术。输液港功能发生异常时，纠正手段更为复杂、更困难。价格比传统的PICC、CVC昂贵。

化疗患者在选择适合自己的输液装置时，首先，应咨询自己主管医生或主管护士，他们会根据患者的病情及治疗方案提供适合的输液装置。其次，患者应根据自己血管条件选择合适的输液装置，血管条件差的患者在输液治疗过程中遭受穿刺失败次数多，从而更应选择中心静脉输液装置。最后，患者应该了解自己的治疗方案，需反复化疗且化疗时间长的患者，应首选中心静脉输液装置，有些化疗药物刺激性较强，若外渗对皮肤损伤严重，必须要选择中心静脉输液装置，以减少输液引起的并发症。

## 化疗白细胞降低的处理方法

白细胞是人体不可缺少的免疫细胞，可以直接消灭外界入侵的病原菌。一般情况下，病菌入侵时白细胞会升高，机体会调动免疫系统防御病菌的侵害。如果白细胞低于正常值，外界病菌进入人体很容易造成感染，轻者出现感冒、肺炎，重者导致败血症。

很多癌症患者化疗会出现白细胞低的情况。在血常规检查中白细胞计数低于 $4.0×10^9/L$ 就叫做白细胞减少，表现为乏力、肌肉酸胀、低热、食欲下降、嗜睡等症状。

1. 化疗后一般多久出现白细胞减少？

白细胞减少在化疗后不久即可发生，并在接下来的几天甚至十几天内处于持续下降的状态。到达最低点后可以逐渐回升。白细胞最低点的出现时间取决于使用的化疗药物。接受蒽环类抗生素（如表柔比星、多柔比星等）治疗，白细胞的最低点出现在化疗后 8～15 天；接受多西他赛或紫杉醇治疗，最低点出现在化疗后第 8 天；接受卡铂治疗，最低点出现在化疗后 14～21 天。使用联合方案进行辅助治疗的患者，白细胞最低点一般出现在化疗后第 14 天左右。因此，在辅助化疗期间，白细胞的检测时间主要集中在化疗后的 14 天内。白细胞下降的程度与化疗药物的品种和剂量有关。蒽环类抗生素、紫杉醇、多西他赛、卡铂会引起中重度白细胞下降；环磷酰胺、顺铂、氟尿嘧啶会引起轻中度白细胞下降。每平方米体表面积使用的化疗药剂量越大，白细胞下降越明显。

2. 白细胞减少的饮食调理

白细胞减少的饮食调理方法如下：

（1）五红汤：枸杞 20 粒、红枣 5 粒、红豆 20 粒、红皮花生米20粒、红糖1~2勺，放入一个盛两杯水大小的陶罐，加入适当的水盖好放到锅里蒸煮，等锅里水开后再用小火蒸20分钟即可（红糖可酌情少放或不放，因为癌细胞喜欢吃甜的。一些患者的做法：既不加糖，也不加水，直接放小碗中，水开后蒸15~20分钟就可食用）。

（2）阿胶粥：大枣15克（4~6个）、糯米15克、西洋参1克（4~5片）、阿胶15克。先将西洋参、大枣、糯米煮20分钟，然后放入阿胶，再煮40分钟。或者西洋参、大枣、糯米煮20分钟后，再放阿胶煮20分钟。这些是一天的量，早晨当粥喝完。阿胶打成粉，一定要后放，否则就糊了。

（3）牛尾骨汤：一根牛尾分成4段，每次煮时只用1段，当天吃完，剩下的三段放冰箱冻着，随用随取。水烧开，把牛尾巴放进去，焯一下水，把血沫煮出来后，洗干净，放在电炖锅炖5~6小时。里面可以放点番茄、胡萝卜或者喜欢吃的蔬菜。少放盐，不放油，放几个蒜头。也可以放十几粒枸杞进去。一个礼拜大概吃2~3次。不用每周都吃，一般每次化疗后吃一根牛尾就行。

（4）猪脊骨汤：大枣20枚、鲜姜5克、蘑菇半斤或草菇半斤、猪脊骨4块，炖汤喝。炖时放醋少许。第1周是熬好了后放姜末，第2、3周是姜片放在汤里熬。

（5）其他：野生泥鳅、鲫鱼汤、赤小豆煮水，对升白细胞效果都很好，可以尝试一下。

**3.白细胞减少的药物治疗**

（1）白细胞减少没有合并感染：对于轻中度骨髓抑制，可采取口服促白细胞生成药（如维生素$B_6$、利血生、鲨肝醇、肌苷、升白胺、利可君等），但均缺乏肯定和持久的疗效。患者可选用 1～2 种，每 4～6 周更换一组，直到有效。若连续数月仍不见效者，不必再继续使用。

（2）白细胞减少合并感染

①白细胞在（3.0～3.9）×$10^9$/L 时通常不需处理。

②白细胞在（2.0～2.9）×$10^9$/L，患者没有发烧或者感染，可暂时观察；如果合并发烧或者感染，需要进行抗感染和升血小板治疗。

③白细胞<2.0×$10^9$/L，不管有无发烧，都需要应用升白药。

要注意的是，验血的时间点很重要：化疗结束后第 5～6 天是白细胞下降的开始，此时白细胞在 2.0×$10^9$/L 左右，需要立即处理；化疗后 17～18 天，白细胞高于 2.0×$10^9$/L，如果没发烧就不需要处理，因为此时白细胞处于上升阶段，可以自行恢复。

有些初次使用升白针的患者反映，注射后会有比较严重的骨痛症状，轻者是胀痛，重者会有难以忍受的刺痛。这类患者可以在打针前半小时服用一些解热镇痛类药物，以缓解不良反应。

**4.白细胞始终不能上升可能是什么原因?**

（1）有些老年人骨髓造血功能不好，多次化疗后骨髓造血功能更差，白细胞很难尽快升起来。

（2）有些患者接受过具有造血功能的骨骼的化疗，如骨盆的放疗，白细胞可能也升不上来。

（3）长期服用具有骨髓毒性的药物抑制了造血功能，白细胞也不容易上升。

（4）患者进食差，营养吸收不好，白细胞上升也不会很快。

以上是化疗后白细胞减少的处理方法总结，可以对照着自己的情况进行选择。

 **如何面对化疗时的脱发**

脱发是化疗最常见的副反应，给女性肿瘤患者造成很大的心理压力，不利于治疗。那么化疗脱发怎么办？其实，毛发脱落并没有那么可怕，因为只要采取适当措施，就可能延缓毛发脱落，而且这种脱落是可以再长出来的。

**1.化疗后脱发的原因** 放化疗造成毛发脱落是因为分裂较快的细胞对化疗药物和放射线较敏感，这些细胞不仅有癌细胞，还包括体内繁殖较快的正常细胞，特别是生发细胞、骨髓造血细胞、生殖细胞等。化疗或放疗时，如果掌控生发的细胞受到损伤，很容易导致毛发脱落。

**2.化疗后脱发的症状** 脱发是头发部分或全部脱落。脱发可以出现在身体任何部位，包括头部、面部、四肢、腋下，多数人对脱发比较担心，并成为影响化疗开展的一大障碍。

3.**化疗都会导致脱发吗** 化疗并不一定都会发生脱发。脱发的程度和用药种类、剂量有关，有些药物可使头发全部掉光，有些药物则只是轻微掉头发，使头发变得比较稀疏而已。常用的化学药物中最易引起化疗脱发的是阿霉素、依托泊苷（鬼臼乙叉苷，VP16）、长春新碱和大剂量的环磷酰胺等。随着医学研究的深入，肿瘤药物的靶向治疗越来越精确，新一代化疗药物引发的脱发也越来越少。

4.**化疗脱发头发还会长出来吗** 脱发常在化疗开始2～3周后发生。化疗先是造成头皮损伤，然后头发一点点掉落或成撮脱落，持续1周左右。化疗药物不会破坏毛囊，通常在化疗结束2～3个月后重新长出头发，有时头发也可在化疗过程中长出。新长出来的毛发颜色和形状可能有变化，相当一部分肿瘤患者的头发会比以前更黑亮、浓密。

5.**化疗脱发的应对方法** 对化疗引起的脱发目前还没有特异预防方法，但在此过程中可以采取一些中西医结合的方法延缓头发脱落速度，保护敏感的头皮。例如，应用化疗药物期间，患者可配合使用一些乌发、凉血、滋补肝肾的中药或食疗方。此外，还可以让患者戴"冰帽"来对付化疗引起的脱发，这种特制的帽子能使头皮温度保持在15℃以下，并能收缩头部血管，从而减少对头皮、毛发的损害。多进食一些具有保健功效食物，有益于头发保护，如含有丰富维生素和矿物质、较少的脂肪和糖类及足量碱性蛋白质的食物，以及较充分的天然饮料。可选用的食物有瘦肉、鱼、家禽肉、鸡蛋或动物肝脏，新鲜的水果和蔬菜（尤其绿色蔬菜）、谷类、豆类及坚果，并应每天喝6～8杯水。应当少吃的食品有：油炸食品、全脂牛奶、奶油及奶油制品、巧克力、过量的酒和咖啡。精制的糖和盐都要适可而止。

**6.化疗脱发的心理护理** 家属和医生要努力为患者营造舒适的生活环境，通过积极的暗示、鼓励的语言，取得患者的信任，使其从焦虑、抑郁的情绪中解脱出来，减轻对化疗的恐惧，减轻心理压力，使患者在轻松、愉快的氛围中度过整个化疗阶段。

以下介绍处理化疗脱发可行的小贴士：

咨询医生：与你的医生或护士交谈，他们会告诉你会不会脱发。

养护头发：使用含蛋白质的软性洗发剂，使用软梳。

剪短发：短发使头发看上去要浓密一点，即使脱发也易处理。

按摩头皮：经常按摩头皮，促进毛发生长。

头发防晒：使用防晒油，戴帽子、围巾等来保护头发，防止太阳的直接照射。

剃光头发：这会让你感到自己在控制着头发的去留，同时也把处理脱发变得更简单。如果要剃光头发，最好用电推剪而不用剃刀。

洗发护理：洗发时动作轻柔，用不刺激的洗发香波或婴儿洗发香波，洗后用柔软的毛巾轻轻吸干而不可用力搓揉头发。不要使用易损伤头皮的物品，包括拉直或卷发的电热梳、滚筒型梳子或卷发梳、电吹风、理发用的皮筋和夹子、头发定型剂、染发剂、烫发和蓬松头发的产品。

购买一个以上的假发：在脱发前就买好假发，最好是在化疗前就选好假发，以便发型和颜色的匹配。注意所选假发戴起来舒适、不损伤头皮的材质。多个假发交替使用不仅方便清洗，又能给人带来更多新鲜感。

结识一位假发设计师：如果化疗之前你做好了戴假发的决定，就可以请假发设计师根据你目前的发型和颜色，选择更适合、更自然的假发，或者帮你订制假发。

找一个高质量的假发沙龙：他们可以为你提供关于假发洗发水、护发素和梳子等专业建议，从而对假发进行更好的清洁保养，维持最佳造型。

搭配其他装饰品：帽子、头巾等潮物可以让你时尚加分。

为新头发做好准备：在某些情况下，新的头发可能会有不同的颜色、质地和卷度，但这种改变往往不是永久性的。

加入互助小组：找到和自己情况相同的人，和她们讨论你的外观问题，可能会获得一些管理新形象的好建议。

相信化疗之后的你会更加漂亮，会慢慢长出属于自己的秀发。

 **乳腺癌患者化疗期间的饮食调理**

许多乳腺癌患者术后要进行一定周期化疗，化疗在杀灭肿瘤细胞过程中也会带来一些不良反应，如免疫力下降、恶心、呕吐、食欲减退、白细胞降低等，影响化疗的正常进行。因此，在化疗期间应注意饮食调理，恢复体质，增强免疫力，从而顺利完成化疗。

乳腺癌患者身体一般比较虚弱，化疗期间营养要充足，适当增加蛋白质、糖分的摄入，少食高脂肪、高胆固醇类的食物，特别要保证蛋白质的摄入，多食一些瘦猪肉、牛肉、鸡肉或鱼肉等；忌食油炸类食物，少吃腌渍食品，严禁食用刺激性强的调味品。饮食上讲究多样化，荤素搭配、酸碱平衡，注意食物的色、香、味。厌食的患者可适当吃一些山楂、萝卜、金橘等健胃食品，增加食欲。

化疗期间癌症患者的饮食建议如下。

**1.提供高蛋白、高维生素、低脂肪的食物**　根据患者喜好，为患者提供高蛋白、高维生素、低脂肪的食物，鼓励患者多进食，多吃水果。高蛋白食物能提高机体抵抗力，为白细胞恢复至正常提供物质基础，要选择禽蛋类，瘦肉类，动物肝、肾，乳类，豆类及其制品为宜，制成流质或半流质更易于消化和吸收。高维生素可以促进细胞的生长发育，有助于白细胞的分化和增殖，促使恢复正常。应选择酵母发面食品、谷类、花生、绿色新鲜蔬菜、水果、果汁等，以补充维生素C、B族维生素和叶酸等，烹调时间不宜过长，以免损失维生素。

**2.宜清淡、少油、易消化**　化疗过程中由于药物对消化道的损伤，患者可能产生严重的反应，最初表现为食欲减退，继而恶心、呕吐、腹泻。为了保证患者摄入充足的营养，提高其食欲，饮食方面要清淡、少油、易消化，如软饭、稀饭、面包、馒头、包子、鱼肉、鸡蛋、鸡肉、煲汤、土豆、香蕉、果酱等。菜中可放少量姜汁以调味，尽可能避免不新鲜、有异味的食品。家属要学会制造良好的进餐氛围，调动患者的视、嗅觉以增加食欲，耐心地鼓励患者多进食。

3.食物推荐　多食含维生素C高的蔬菜、水果，可以阻断亚硝胺和亚硝酰胺的产生而防癌。含钙高的食物能防癌，如鱼、黄豆、叶绿素、芝麻等。增加抗癌能力的食物有胡萝卜、西红柿、红心红薯、深绿色蔬菜和大蒜。含木质素的蔬菜，能促进巨噬细胞吞噬癌细胞的活动，如芦笋、荠菜、芋头、藕、菱角、胡萝卜。茶叶有很好的抗癌作用，尤其是绿茶，应提倡多喝绿茶。也可用中药草决明、生甘草煎水当茶饮。多饮酸奶。补硒必不可少，硒元素被誉为"防癌之王"，能提高身体免疫力，清除有害自由基；含硒较多的食物有鸡肉、瘦肉、蘑菇、南瓜、西兰花、小麦；麦芽硒被科学家推崇为目前最好的抗癌补硒剂。

4.饮食禁忌　化疗期间不要吃油炸食物，少吃高甜度食品，另外不要吃带骨、带刺的食品，以免损伤胃黏膜引起出血。注意尽量少吃海鲜、辛辣、油炸、熏烤类的食物。呕吐期间不宜急于大量进食，而应先补充水分。

# 第三节　乳腺癌的辅助放疗

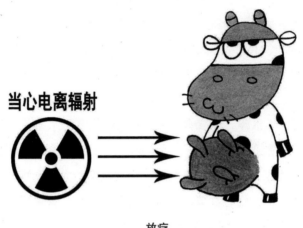

放疗

 **乳腺癌放射治疗的基本概念**

1.放疗与化疗的"一字之差"　其实，放疗和化疗相差甚远，是两种完全不同的治疗手段。化疗，是用化疗药物以静脉或口服的方法，于患者体内进行系统治疗，也就是我们经常说的全身治疗。放疗，它的治疗手段和手术一样，属于局部治疗的一种方式。放疗是不会掉头发的，因为放疗射线只是作用在乳腺这个特定的区域，它的副作用只可能会有一些急性的或者晚期的局部损伤。

2.放疗"治癌"的两个杀手锏　放疗射线能够破坏肿瘤细胞最关键的成分——DNA。DNA被破坏后，会引起很多种不同的细胞死亡，像凋亡、坏死、吞噬或衰老，而最重要的叫做细胞有丝分裂的失败。放疗射线破坏肿瘤细胞DNA，其实是打断了肿瘤细胞的DNA链，尽管肿瘤细胞受到损伤会自动开始修复，但很多时候修复也并不是那么精确，一旦产生了错误的修复，肿瘤细胞在传代（分裂繁殖）时会把错误传下去，这将大大削弱肿瘤细胞的生存能力。所以，隔几代后，这些肿瘤细胞就自然而然地死掉了。现在用的光子放疗，基本上是使用低剂量射线以"有丝分裂失败为主"来杀死肿瘤细胞。不过现在同样有很多高剂量的方法，如大分割治疗，专业术语叫做立体定向放射治疗，它用大剂量的射线一次或者几次就能完成。不过这种方式倒不一定是以有丝分裂失败杀灭肿瘤细胞，更可能是因为肿瘤细胞接受到高剂量射线后的坏死。放疗就像一把钝刀，它无法即刻杀灭肿瘤细胞，但可以让肿瘤细胞慢慢死亡。放疗要等细胞慢慢经过几代以后，病灶才能看到明显缩小。所以医生会要你2~3个月以后再去复查。

3.乳腺癌保乳、根治术后的放疗决策　一般来说，我们会把手术后的乳腺癌患者分为两大类，一类是保乳术后的，另一类是根治术后的。基本上保乳术后的患者都需要放疗，但因为乳腺癌的复发风险分低级别、中级别和高级别，低级别里（像导管原位癌）是否存在某些情况可以豁免放疗，专业界也有很多争议。不过对保乳术后的浸润性乳腺癌患者来说，我们是建议做术后放疗。针对低复发风险的人群，国际上三个非常具有代表性的研究给出了豁免放疗的一些方向。

这三个研究分别定义的年龄是70岁以上、65岁以上及55岁以上，基本上都是年纪比较大的患者，并且同时还需满足：分子分型较好，基本上是Luminal A型；肿块<2cm；淋巴结阴性。这几项研究结果中，符合上述情况的患者放疗与不放疗相比，总体生存没有差异，一般来说可以考虑豁免放疗。

**4.保乳后放疗，预期生存寿命也是考量的因素** 但豁免放疗的标准并没有那么绝对，另外一个比较重要的维度是预期生存寿命。如预期生存寿命较短，患者自身的内科疾病比较重，那就不要放疗了，可以回家，以好好调养自己的身体为主。但如果预期寿命很长，却在年纪比较大的时候复发了，这种情况下还要重新来一遍，也是挺郁闷的一件事情。所以要看这些老年患者是否愿意做放疗，如果不愿意也可以不做，主要还是尊重患者自己内心的需求，如果患者愿意更加积极一点，那还是放疗为主。

**5.根治术后的放疗** 就根治术而言，有放疗指征的患者，如肿块≥5cm、腋下淋巴结阳性≥4枚，这些患者是不管在哪一个权威的指南里面都是建议要做放疗的。那些1~3枚淋巴结阳性的姐妹，要放疗吗？美国临床肿瘤学会（ASCO）发布了一个新的共识，认为对这些患者还是常规推荐放疗。但我们在实践当中也确实看到，对于Luminal A型、腋下淋巴结只有1枚转移、肿块比较小、肿块的位置比较理想的低复发风险患者，她们可能10年的复发率不超过5%，或者不超过2%~3%，这些患者做放疗，获益可能很少。对这些低危复发患者，我们会权衡要不要放疗，除此以外，1～3枚淋巴结转移的患者，通常还是建议做术后辅助放疗。

 **放射治疗在乳腺癌治疗中的应用**

放疗在乳腺癌患者治疗中有以下几种应用：早期患者乳房保留手术后的根治性放疗；改良根治术后高危患者的术后放疗；局部晚期乳腺癌的放疗；局部区域性复发患者的放疗；远处转移的姑息性放疗。

1.早期乳腺癌的放射治疗　Ⅰ、Ⅱ期乳腺癌患者接受保乳治疗后，以中等剂量放疗控制亚临床病灶，达到根治的疗效。

（1）什么样的患者不适合保乳＋放疗？

①不同象限内两个或两个以上肿瘤。

②弥散性显微钙化。

③乳腺区做过放疗者。

④肿瘤切缘持续阳性。

⑤妊娠期妇女。

（2）早期乳腺癌保乳治疗放疗后并发症

①上肢水肿：2%～37%。

②有症状放射性肺炎：≤5%。

③臂丛神经损伤：0.6%～4.5%。

④肋骨骨折：<5%。

⑤肉瘤：10年0.2%。

⑥缺血性心脏病心电图改变：4%（左乳放疗＋不含阿霉

素的化疗）。

**2.乳腺癌术后放疗**

（1）关于乳腺癌术后放疗的结果

①局部复发率：0～4年降低2/3。

②乳腺癌死亡率：5～15年降低1/6。

③非乳腺癌死亡率15年后增加1/3。

（2）乳腺癌术后放疗提高生存率的前提

①放疗和化疗的综合：放疗必须和化疗联合才能提高生存率。治疗前已存在的远处转移化疗有效，放疗无效；治疗后复发产生的远处转移放疗可起作用。

②科学地确定靶区范围。

③正确选择患者。

（3）术后放疗适应证

①肿瘤原发病灶≥5cm或≥4个淋巴结阳性。

②1～3个淋巴结阳性但腋窝清扫不彻底。

③1～3个淋巴结阳性、腋窝彻底清扫者还需进一步评价。

（4）关于术后放疗的建议

①术后放疗对局部和区域高危复发者有效。

②复发高危者包括阳性淋巴结≥4个或乳腺原发灶≥5cm，肿瘤侵犯皮肤或胸肌。

③术后放疗必须与化疗或内分泌治疗结合。

④综合治疗以化疗—放疗—化疗为好。

⑤术后放疗应在术后6个月内进行。

⑥放疗不宜与蒽环类药物（阿霉素类）同时进行。

⑦术后放疗应采用先进技术，减少对心脏和大血管的剂量。

⑧1～3个淋巴结阳性者术后放疗的疗效尚不确定。

**3.晚期乳腺癌的姑息放疗**　当局部无法手术切除或切除后切缘阳性，或局部再次复发而无法手术时可选择行姑息放疗。

**4.远处转移的姑息性放疗**　最常用于乳腺癌骨转移，疼痛缓解率达94%。还可用于脑转移的放疗。

 **乳腺癌常用放疗方案介绍**

放射治疗是乳腺癌综合治疗中一种常用的治疗手段，乳腺癌放射治疗通常有组织间插植放射治疗和常规体外照射两种，简介如下。

**1.组织间插植放射治疗**　对切缘阳性拒绝再手术者，或肿瘤位置较深者，可采用$^{192}$Ir插植放射治疗。

**2.常规体外照射**　放射治疗乳腺癌分为根治或改良根治术后放射治疗和保留乳腺的术后放射治疗，其中保留乳腺的术后放射治疗又分为体外放射治疗和插植放射治疗。

（1）放射源：淋巴引流区的照射应以$^{60}$Coγ射线或高能X线和适当能量的电子线混合或单用电子线照射。乳腺或胸壁切线照射可采用高能X线或$^{60}$Coγ射线，可用半束照射。

（2）照射范围及技术：乳腺癌患者仰卧于乳腺放射治

疗专用托架上，患侧上肢上举固定，头偏向健侧。

①乳房切线照射：乳房切线照射分内外两个切线野加楔形板，上界在第2肋间（设锁骨上野时）或平胸骨切迹处（不设锁骨上下野时），下界在乳腺下沟下1.5~2.0cm，内切界可设在中线（不包括内乳区时）或过中线向健侧3cm（包括内乳区时），或与内乳野邻接，外切界在腋中线水平，切线深度包括乳腺底部胸壁和部分肺组织，切肺深度一般要求在3cm之内，切线野的高度超过乳头2cm以上。

②内乳区照射：乳腺癌患者的胸骨中线，上界与锁骨野下界相连，下界达第4肋上缘，野宽5cm。

③锁骨上下野照射：上界平环甲膜，下界平第2前肋，内界沿胸锁乳突肌内缘下达胸廓入口沿中线向下，外界在肱骨头内缘。为了避开脊髓和喉头，照射右侧时机架角为5°~10°；照射左侧时机架角为350°~355°。

（3）分割方式和照射剂量：区域性淋巴结预防性照射时，每次1.8~2.0Gy，每日1次，每周5次，参考点剂量为50Gy/25~28次/5~5.5周。胸壁照射可用适当能量的电子线照射，亦可用$^{60}$Coγ射线或高能X线做切线照射，预防量50~55Gy/25~28次/5~6周。乳腺癌患者在进行保留乳房术后照射房时，内外切线野同照，每次1.8~2.0Gy，每日1次，每周5次，中平面剂量为45~50Gy/23~25次/5周，然后缩野采用适当能量的电子线对瘤床追加照射10~15Gy。

（4）瘤床追加野的设计：可采用B超、CT或MRI定位，或根据术前钼靶片及术中放置银夹定位。对于无以上资料者，建议沿切口外放3cm。

以上为乳腺癌放射治疗的一般方案设计，具体方案的实施还需要由放疗专科医师为患者个性化定制。

 **患者家属对放疗问题的通俗总结**

最近听到一位患者人家属总结在放疗过程中遇到的问题，觉得很有代表性，总结的也很到位，和大家分享，供参考。

1.放疗种类　放疗种类划分有多种，这里只谈精放、调强、普放。

（1）精放：标准名称"三维适形"，利用CT定位，由放疗师根据人体结构设计照射野和不同照射野的照射剂量。优点是能最大限度地躲避心脏、肺、气管、甲状腺等重要器官，避免或减低放射性损伤，如放射性肺炎、肺纤维化等；缺点是设计要求高，费用高，约2.5万元。

（2）调强：标准名称"调强三维适形"，是在"三维适形"的基础上，对某一个视野可根据方位深浅调整某一靶点放射剂量，使剂量集中作用在肿瘤上，同时减少肿瘤周围正常组织损伤。多用于内脏器官的实体瘤。缺点是设计要求高，费用高，约5万元。

（3）普放：顾名思义是相对于精放而言。虽然设计上也最大限度地考虑躲避重要器官，但相对于精放而言，心脏、肺、气管、甲状腺等重要器官接受放射剂量较高，损害较大。优点是费用相对较低，一般为0.8～1.5万元。上述所说费用根据地区不同和医院不同而上下浮动。

**2.乳腺癌术后选择何种放疗** 考虑预后生活质量和生存，如果经济条件能够承担，强烈推荐精放——三维适形放疗，不在乎费用者可考虑调强。

**3.放射次数多少有什么区别** 次数多少基本无差别，按照乳腺癌治疗指南规定，放射有效安全剂量为50Gy，无论次数多少，原则上不超过这个剂量。保乳等特殊情况的需要补充电子线。

**4.放疗期间需要注意的重点问题**

（1）放疗前：白细胞必须达到$3×10^9$/L以上，非迫不得已，不用打升白针。患侧手臂能够抬高，大体在与肩平面夹角超过45°以上。

（2）放疗中：按放射师要求，摆放好体位，保持不动。尽量上抬头部，避免射线损伤下颌骨、唾液腺和牙齿。减低皮肤损伤（放射性皮炎）：放射前外抹洁肤瑞或复方紫草油，保持放射部位卫生，放射后可温水清洗，严禁搓。如有破损需对症治疗。放疗期间加强患侧手臂锻炼，做爬墙操，适当力度拉伸，避免放射引起的结缔组织纤维化，一旦形成很难彻底恢复，并会加剧患侧淋巴水肿。

（3）放疗后：1个月左右开始脱皮，严禁撕扯，待其自行脱落。期间可洗澡，用无刺激性沐浴乳，婴儿用品最好，禁止揉搓。加强患侧手臂功能性锻炼，力度适中，由轻开始，循序渐进，持之以恒。

**乳腺癌放疗的常见并发症及处理**

放疗就是通过放射线的电离辐射作用杀灭肿瘤细胞，也是肿瘤局部治疗的一种方法，在各种恶性肿瘤治疗中占有重要地位。大约70%的癌症患者在治疗过程中有可能需要放疗，约40%的癌症可以用放疗作为根治手段。任何一种治疗方法都有它的优缺点，放疗也一样，会杀灭肿瘤细胞，也会消灭好的细胞，如何做到只杀死坏的细胞保留好的细胞，从普通的放疗发展到精确放疗朝此目标跨越了一大步。精确放疗比普通放疗对正常组织损伤有非常大的保护作用，通过技术的提升和设备的更新，将副作用减少到最低。常见的放疗并发症包括如下几种。

1.*全身反应*　在照射数小时或1～2天后，患者可能出现乏力、头晕、厌食，个别有恶心、呕吐等。护理措施：照射前不宜进食，照射后静卧休息30分钟，清淡饮食，多食蔬菜和水果，并鼓励多饮水。此外，每周检查血象1次。当白细胞下降至 $<4 \times 10^9/L$ ，应暂停放疗。

2.*皮肤反应*　皮肤对射线的耐受量与所用放射源、照射面积和部位有关。

Ⅰ度反应：皮肤红斑、有烧灼和刺痒感，继续照射时，皮肤由鲜红渐变为暗红色，以后有脱屑，称为干反应。

Ⅱ度反应：皮肤高度充血水肿、水疱形成，有渗出液、糜烂，称湿反应。

Ⅲ度反应：有溃疡形成或坏死，侵犯至真皮，造成放射性损伤，愈合时间较长。

放疗的后期反应：其照射部位可出现皮肤萎缩、毛血细管扩张、深棕色斑点、色素沉着等。

保护放疗区域皮肤的具体措施包括：保持皮肤清洁干燥；沐浴、洗脸时用温水轻轻沾洗；穿宽松柔软的棉质衣服；避免让接受治疗的皮肤晒到阳光，出门时选择遮阳伞、帽子、浅色衣服等；勤剪指甲，避免皮肤抓伤；合并糖尿病者，严密监测血糖，须将血糖控制在理想范围内；保护放疗区域皮肤，注意不要摩擦、抓挠治疗部位的皮肤或任何敏感部位；照射部位勿用碱性肥皂，不随意使用药物、化妆品及其他化学药品等；不要在接受治疗的部位放置非常热或非常冷的东西（如热水袋、冰敷袋等）；不要在接受治疗的部位使用剃刀，如果必须使用请选择电动剃须刀。

3.**放射性肺炎和肺纤维变**　胸部照射后有时可发生放射性肺炎。轻者常无症状，急性放射性肺炎可有发热、胸痛、咳嗽、气急等。放疗后期可出现肺纤维变，表现为气短、干咳。处理措施：急性放射性肺炎可以吸氧、静脉滴注氢化可的松和抗生素。防止上呼吸道感染，应注意保暖，预防感冒。

4.**厌食、恶心、呕吐**　恶心、呕吐是肿瘤放疗时常见的副作用之一，大多数是因为放疗引起胃肠功能紊乱。防治办法：卧床休息，多饮水，以利代谢物的排泄。少食多餐，吃易消化、清淡的食物。口服维生素$B_6$、灭吐灵等可减轻恶心。如呕吐严重可肌内注射灭吐灵等药物。厌食常为放疗中最早出现的症状。如因放疗引起的食欲减退，可服用维生素$B_6$及助消化药和开胃药，也可选择食用开胃食品山楂等。如果症状较重、处理效果不佳，可考虑输液或停止放疗。

5.发热　放疗过程中引起发热的原因是多方面的。放疗本身造成的组织损伤，尤其是肿瘤组织坏死吸收、血象下降、免疫功能减退也容易合并病毒或者细菌感染而引起发热；联合化疗或其他免疫增强药等可使发热加重。因此，出现发热应首先寻因。低于38℃的发热，可不用退热药物，多饮温开水，注意休息，促其排汗、排尿，多能耐受并稳定至正常。如体温超过38℃，引起明显头痛或全身不适，应使用退热药物，如阿司匹林、解热镇痛剂等，也可用湿毛巾头部冷敷，待进一步明确发热原因后再做相应处理。如体温持续升高达38.5℃以上，应暂停放疗，稳定病情，静脉输液给予支持，必要时应用抗生素、维生素及适量肾上腺素。

6.外周血象下降　造血系统对放射线高度敏感，部分患者在放疗中可出现外周血象下降。原因是放疗时骨髓内各种造血细胞的分裂繁殖受到抑制，向周围血中释放成熟白细胞、红细胞和血小板的数量减少，射线对生成这三种细胞的前体细胞的放射敏感程度是一样的，而白细胞和血小板的寿命很短，因此，外周血中计数很快下降，而红细胞的生产时间很长，贫血出现较晚。单纯放疗一般不易引起明显的血象下降，下降的多少与照射野大小、部位等因素有关。患者接受较大范围的放疗时，如扁骨、骨髓、脾，以及大面积放疗，如全肺放疗、全骨盆放疗、全腹放疗，造血系统受影响导致全血细胞下降，尤其白细胞和血小板的下降。白细胞和血小板下降到一定程度就会对人体产生影响并有一定的危害，如患者自觉全身乏力，易导致严重感染甚至败血症，有出血倾向，导致内脏、颅内出血致死亡。当白细胞$< 3 \times 10^9/L$，血小板$< 70 \times 10^9/L$时应暂停放疗，进行升血象对症治疗，待血象恢复后再开始治疗。当放射野较小，如垂体瘤的放疗或放射野未包括造血系统时（如颈部、四肢软组织的放疗），如果白细胞在$(2 \sim 3) \times 10^9/L$，血小板在$(50 \sim 70) \times 10^9/L$时，仍可继续放疗，但应严密监测血细胞的变化。

处理：放疗期间应每周检查血象一次。放疗期间应加强饮食营养，促进造血功能，食物宜补充高维生素、高蛋白。使用升高血象的药物，如升白细胞药物鲨肝醇、利血生、维生素$B_4$。有感染危险者，可应用粒细胞集落刺激因子使白细胞数量迅速回升。还可采用成分输血或输新鲜全血。白细胞下降明显者注意预防感染，血小板减少者注意有无出血向，防止损伤。对于血象下降严重者，应停止放疗，及时纠正，应抗生素预防感染。

7.口咽疼痛、口干　正常人的唾液由腮腺、颌下腺、舌下腺，尤其是腮腺分泌的，以保持口腔湿润，帮助食物的消化。患头颈部恶性肿瘤的患者在接受放射治疗时，上述腺体大都在放射野内，在接受了高剂量的放疗后，正常腺体的腺细胞不能分泌足够的唾液，唾液变得少而黏稠，故患者会觉得口干。这种情况在放疗开始便可出现并可能伴随终生。虽然目前还没有很好的办法可以使唾液分泌功能恢复正常，但可以在放疗中嘱患者多饮水，进食温热软饭，以减轻食物对口腔黏膜的刺激，必要时可饭前用0.2%普鲁卡因液含漱，以达到表面麻醉，利于进食。也可采用庆大霉素24万U、地塞米松5mg、生理盐水20ml雾化吸入，每日2次。疼痛严重不能进食者，应静脉补充液体，以保证机体营养供给。

8.急性放射性食管炎　多于放疗的7～15天发生。主要表现为咽喉部疼痛，吞咽时胸骨后疼痛，严重者可能出现呕血。当发生上述现象时，切莫慌张，及时合理的治疗常能获得痊愈。生活方面应注意进食软食或流食，勿食用质地硬或粗糙的食物，从而避免对食管产生进一步损伤。

9.放疗后心脏损伤　表现为放射治疗后胸闷、心慌、胸痛，心肌酶谱检查出现异常。年纪轻、左乳癌放疗、同时应用蒽环类化疗药物或者赫赛汀靶向治疗的患者，出现心脏损伤的风险较其他患者高。目前精确放疗技术已经大大减少了放疗后心脏损伤的概率，但如发生心脏损伤，应及时就医。

10.疲劳　疲劳是放疗最常见的副反应。因为放疗在杀伤肿瘤细胞的同时，也杀伤自身的免疫细胞，导致抵抗力下降，容易疲劳。在放疗期间应保证充足的睡眠，同时参与轻体力劳动，或诸如散步等强度较小的运动，以提高精力，减轻疲劳感。

11.**脱发** 放疗使用的高能射线穿透能力非常强，而人的头颅大小有限，射线完全可以穿透。只要头颈部照射野内有头发或射线通过的路径上有头发，那么射线对头发毛囊的生长就会有影响，达到一定剂量后就会引起脱发。放疗引起脱发后头发还会再长出来，不过每个人长出来的时间不同。

12.**食欲减退** 放疗期间有可能出现食欲减退的现象。首先，要注意调整心态，多与家人朋友沟通，寻求社会支持，保持积极乐观的生活态度。其次，在饮食方面，尽量减少油腻食物、腌制食物和刺激性较强的食物，摄取主食类食物以提供足够的碳水化合物，进食瘦肉、鸡肉、鱼肉等蛋白质丰富的食物，保证一定量的蔬菜水果摄入。

13.**情绪反应** 肿瘤疾病本身及放疗中的不良反应，除了导致患者身体上的不适之外，情绪上的不良反应常常被忽视。部分患者在治疗过程中会出现沮丧、害怕、孤独或无助等负面情绪，这就要求除了给予患者身体上的照顾之外，还应注意精神上的支持，及时疏导不良情绪，消除顾虑和紧张情绪，从而使患者配合治疗。良好的情绪不但有利于减轻放疗不良反应，也能提高抗肿瘤的治疗效果。

## 吃什么能减轻副作用？

1.**健脾益气、理气化湿的食物** 放疗容易损伤肠胃功能，放疗期间往往肠胃反应比较明显，容易出现食欲减退，大便溏薄，胃脘胀满，脉虚细等症状。可以食用健脾益气的食物，如柑、玉米、黄豆、淮山、党参、北芪等。

2.补硒食物  硒是人体必不可少的微量元素之一，能够有效增加患者免疫力，大大减轻化疗的副作用，减少恶心、呕吐、食欲减退等症状，还能提高食欲，改善睡眠质量，对治疗非常有帮助。硒存在于蛋类、海产品、小麦胚芽、大蒜、芦笋、蘑菇及芝麻等日常食物中。

3.维生素含量高的新鲜蔬菜和水果  这类食物不但可以提高抵抗力，而且还可增加食欲。术后初期可吃菜汁和少量易消化的水果，每次量不宜多，应少量多餐。豆类等含有丰富的多种维生素和微量元素，有一定防癌和抗癌作用。

放疗后一般会出现副作用。大多数放疗不良反应是可防可控的，食疗是其中一种辅助措施。因此，正确认识放疗的不良反应，进行合理的干预，不但可以大大减轻放疗的不良反应，还能提高肿瘤的治疗效果。而随着放疗技术的进一步精进，已经尽可能地实现了治疗效果最大化的同时使不良反应最大程度的减少。

## 第四节　乳腺癌的辅助内分泌治疗

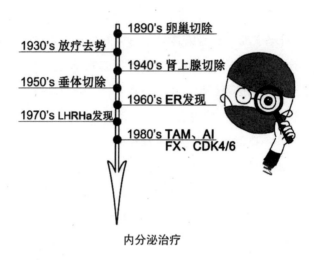

内分泌治疗

### → 医学趣闻——奶牛引发的乳腺癌治疗思考

内分泌治疗是乳腺癌综合治疗中最有活力的组成部分，也是近年来发展最为迅速的热点、焦点。为了使大家更通俗地了解乳腺癌内分泌治疗相关信息，让我们先从一则医学趣闻——奶牛引发的乳腺癌治疗思考说起，简要地介绍一下乳腺癌内分泌治疗的重要历史事件。

#### 从奶牛得到的启发——揭开卵巢与乳腺的神秘关系

19世纪末，一位33岁的乳腺癌术后广泛复发的患者，找到了Beatson医生。而患者此时再次手术已无从下手。医者仁心，Beatson医生绞尽脑汁，突然想起他20年前的博士论文，一项关于乳腺泌乳的研究，牧场工人通过切除奶牛的卵巢来延长产奶期。于是他想到，人类的卵巢可能也与乳腺细胞的增殖相关。Beatson医生大胆地切除了患者的双侧卵巢。术后5周，奇迹出现了，患者肿瘤明显缩小，肿瘤新生血管减少，术后8个月，所有复发肿瘤病灶完全消失。这份病例发表在1896年的《Lancet》上（医学顶级期刊之一）。Beatson医生的尝试打开了乳腺癌内分泌治疗的大门。此后，类似的手术治疗方式不断涌现。1934年，Taylor首先报道乳腺癌术后放疗去势，即通过放射性照射使卵巢失去功能。1945年，Huggins用肾上腺切除治疗转移性乳腺癌，并在1951年尝试联合切除卵巢和肾上腺治疗晚期乳腺癌。Huggins因其在内分泌治疗上的卓越成就获得了1966年诺贝尔奖。1953年，Luft采用垂体切除治疗晚期乳腺癌。然而，上述手术治疗的副作用巨大，而且不可逆，还会影响其他内分泌功能，对患者身心都会带来重创。因此，探索新的治疗方法刻不容缓。

### 雌激素受体被发现——承前启后新突破

1958年，Huggins的学生Jensen通过放射性标志物，发现雌激素会在体内特定组织内富集，提出雌激素受体（ER）的概念。1967年，他成功提取出ER，并在1968年证实乳腺癌细胞中存在ER。ER阳性的乳腺癌患者去势治疗有效，而阴性患者则无效。2004年，Jensen获得Lasker奖（美国医学奖之一，仅次于诺贝尔医学奖）。这一重大发现极大地推动了乳腺癌的药物研制。

## LHRH——引领内分泌治疗新时代

1971年，Schally等成功提取出黄体生成素释放激素（LHRH），并研制出LHRH类似物（LHRHa），在1977年被授予诺贝尔奖，而LHRHa也于20世纪90年代用于绝经前乳腺癌的临床治疗。LHRHa通过竞争结合垂体LHRH受体，反馈性抑制黄体生成素和卵泡刺激素的分泌，从而抑制卵巢雌激素的生成，使雌激素降至绝经后水平。其对戈舍瑞林的研究较多，有资料显示，无论肿瘤分期如何，对绝经前ER阳性乳腺癌，戈舍瑞林的客观有效率和生存时间不低于卵巢切除或化疗，且由于其可逆，更易被患者接受。

1977年，FDA批准他莫昔芬（TAM）上市。作为抗雌激素药物，TAM是长久以来乳腺癌内分泌治疗的金标准，被当做临床试验的参照，但长期服用将明显增加罹患子宫内膜癌的风险。

1981年，Harris等发现第一代芳香化酶抑制剂（AI）氨鲁米特有"药物肾上腺切除"作用，被用于乳腺癌的治疗。

1992年，第二代AI上市。

1995—2001年，FDA批准第三代AI上市，如阿那曲唑、依西美坦和来曲唑等，树立了内分泌治疗新的里程碑。AI的发展对TAM的地位发出了挑战。多项研究证实，AI较TAM有更好的疗效和可被接受的安全性。

2002年，FDA批准氟维司群用于晚期乳腺癌，较TAM能更强抑制乳腺癌细胞生长，现主要用于绝经后ER阳性且既往内分泌治疗失败的晚期乳腺癌。

　　现如今，保乳手术、术后放化疗、内分泌治疗和分子靶向治疗的综合应用，使乳腺癌患者的生存期得到了明显的延长，生活质量得到了大幅提高。其中，内分泌治疗作为重要组成部分，越来越受到重视，尤其是随着多中心、前瞻性、大规模临床研究的开展。从最初的手术、药物去势，到抗雌激素药物，到如今三代AI的应用，内分泌治疗可谓造福了成千上万妇女，新辅助内分泌治疗的开展更是为乳腺癌的治疗带来了新的突破口。为克服内分泌治疗耐药，内分泌治疗与

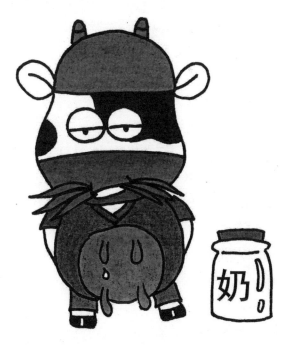

**内分泌治疗**

分子靶向治疗联合应用正方兴未艾，如火如荼。我们有充分的理由相信，随着科学技术和循证医学的进步，乳腺癌的治疗未来会更上一层楼！

 **乳腺癌内分泌治疗策略概述**

乳腺癌是女性最常见的恶性肿瘤，乳腺癌患者中约半数以上为激素受体（HR）阳性，内分泌治疗是一种靶向作用于雌激素可以减少复发风险的手段。内分泌治疗贯穿在乳腺癌患者从早期的新辅助治疗到术后辅助及复发挽救的全部临床过程中。在越来越强调全程管理和全身治疗的今天，如何用好内分泌治疗这个手段，对乳腺癌患者来说尤为重要。

1.针对乳腺癌患者，心中要有数。具体说来就是明确内分泌治疗的几个要点。

两个阶段：绝经前、绝经后；

三个目的：术前新辅助、术后辅助、复发解救；

四类（代表）药物：三苯氧胺（TAM）、芳香化酶抑制剂（AI）、氟维司群（Ful）、戈舍瑞林（GnHa）。

内分泌治疗的出发点和基石：正确判断月经状态。

2.一切关于内分泌的治疗都是从判断月经状态开始。无论是NCCN乳腺癌指南，还是中国版的乳腺癌诊治指南和规范，关于绝经的定义和判断标准始终如一。

（1）双侧卵巢切除术后。

（2）年龄60岁以上。

（3）年龄60岁以下，没有接受化疗、三苯氧胺、托瑞米芬和抑制卵巢功能治疗，自然停经12个月以上，且血$E_2$、FSH达到绝经后水平。

（4）年龄60岁以下，接受三苯氧胺、托瑞米芬治疗，血 $E_2$、FSH 达到绝经后水平。

（5）正在接受LH-RH类似物或激动剂治疗的患者无法判定是否绝经。

（6）正在接受辅助化疗的绝经前妇女，停经不能作为判断绝经的依据。

（7）对于化疗引起停经的妇女，如果考虑以芳香化酶抑制剂作为内分泌治疗，则需要进行卵巢切除或连续多次监测 FSH和（或）雌二醇水平以确保患者处于绝经后状态。

有了上述明确的标准，关于月经状态——绝经前、绝经后的判断自然不会糊涂了。

3.针对不同的治疗目的采取相应的内分泌治疗策略。

早期乳腺癌力争治愈。采取以手术为主，再根据术后复发的危险因素，辅以放疗、化疗、内分泌治疗及靶向治疗等各种手段的综合治疗策略，以尽量减少复发，延长无病生存期（DFS）。研究表明，对于激素受体阳性乳腺癌，内分泌治疗可以减少复发。1998年，EBCTCG研究显示，TAM降低47%的复发风险和26%的死亡风险，使生存率的改善至少可达10年，绝经前和绝经后患者获益相似。新的临床研究对该标准方案又提出了挑战。ATLAS及ATTOM研究对比了TAM给药5年和10年的结果，发现长期的治疗将在治疗10年后显示出生存的改善，乳腺癌特异死亡风险降低25%，总死亡风险降低16%，TAM的不良反应并无明显增加。因此，新的乳腺癌指南认为，特定人群，TAM可以延长到10年。而基于一些新的循证医学数据（如TEXT和SOFT研究）在NEJM上的发表，卵巢功能抑制（OFS）已经写入2016版《中国早期乳腺癌卵巢功能抑制临床应用专家共识》。这样，针对乳腺癌术后辅助的内分泌治疗可以参考以下进行。

（1）绝经前患者的三种选择：①TAM 5～10年；②TAM+OFS 5年；③OFS+AI 5年。

（2）绝经后患者的选择为：①首选AI 5年；②可以5年TAM后换用5年AI，或者延长TAM至10年。

合理的内分泌挽救治疗：细水长流，使患者带病延年。

无论医者患者如何努力、科技怎样进步，乳腺癌的复发似乎不可避免。一旦复发转移，尽可能地延长患者的生存时间、减轻患者的痛苦、提高生活质量是治疗的目标。内分泌治疗在各个方面都满足了这个要求。指南强调：对于激素受体阳性、无病间期较长、肿瘤进展缓慢、无症状或轻微症状内脏转移的晚期乳腺癌患者应首选内分泌治疗，而非化疗。

总之，无论是从国内外的临床指南，还是目前的临床实践，都特别强调和重视内分泌治疗在乳腺癌中的作用和地位。只有全面掌握内分泌治疗知识和进展，才能让患者充分接受高效、低毒、方便、价廉的内分泌治疗药物，从而获益。

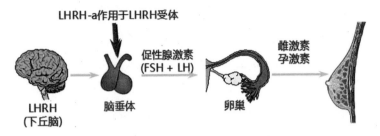

内分泌治疗策略

 **乳腺癌内分泌治疗常用药物介绍**

内分泌治疗是乳腺癌治疗的一种常用方法，它是通过降低和清除体内雌激素水平和（或）其生物效应，阻止肿瘤的生长繁殖，达到抗肿瘤作用。

### 内分泌治疗的原理是什么

由于乳腺癌是一种激素依赖性肿瘤，癌细胞生长受体内多种激素的调控。其中，雌激素在大部分乳腺癌的发生发展中起着至关重要的作用，而内分泌治疗则是通过降低体内雌激素水平或抑制雌激素作用，达到抑制肿瘤细胞生长。

常用内分泌治疗药物种类如下。

1.激素受体调节剂　代表药物氟维司群。氟维司群的主要功能是下调雌激素受体，减少雌激素与受体的结合，抑制雌激素对乳腺癌细胞的促进作用。

2.芳香化酶抑制剂　代表药物：如来曲唑（弗隆）、阿那曲唑（瑞宁得）、依西美坦（阿诺新）。芳香化酶是绝经后女性体内产生雌激素过程必需的一种活性酶，抑制芳香化酶，可以有效地减少体内雌激素水平，从而减少雌激素对肿瘤细胞的刺激作用。主要用于绝经后患者。

3.**选择性雌激素受体调节剂**　即雌激素竞争抑制剂，代表药物：他莫昔芬（三苯氧胺）。这类药物可以与乳腺癌细胞表面的激素受体结合，从而阻止体内正常雌激素和孕激素与受体的结合。

4.**卵巢去势药物**　代表药物有戈舍瑞林（诺雷德）、亮丙瑞林和曲普瑞林。绝经前女性体内雌激素主要由卵巢分

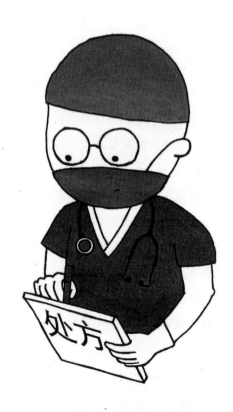

泌，因而去除内分泌腺体或者是抑制卵巢功能，亦是内分泌治疗的方法。以往用外科手术和射线卵巢切除，现在可以采用药物来达到类似的作用。

 **乳腺癌内分泌治疗不良反应及应对措施**

内分泌治疗是乳腺癌治疗的重要手段。凡是激素受体阳性的浸润性乳腺癌患者，不论年龄、淋巴结状态或是否应用了辅助化疗，术后通常都进行辅助内分泌治疗。目前循证医学的证据支持乳腺癌术后内分泌治疗的时限是5～10年。内分泌治疗的长期性提示关注其不良反应的重要性。积极采取防治措施，减少或避免由于不良反应导致的提早停药，才能保证内分泌治疗的疗效。

1.激素受体阳性乳腺癌患者术后内分泌治疗的长期性　　选择性雌激素受体调节剂他莫昔芬（tamoxifen，TAM）是绝经前乳腺癌患者术后内分泌治疗的标准药物。一项针对乳腺癌术后辅助内分泌治疗的研究，比较了TAM治疗10年与5年的疗效，共6846例患者入组。结果显示，应用TAM治疗10年能够给患者带来在诊断后第2个10年的获益。提示对于部分乳癌患者，可以给予10年TAM治疗。

乳腺癌的内分泌治疗领域，还有一类重要的药物是芳香化酶抑制剂。目前，第三代芳香化酶抑制剂代表药物是阿那曲唑、来曲唑和依西美坦。对于绝经后乳腺癌患者，体内雌激素主要由脂肪组织、肾上腺等分泌的雄激素在芳香化酶的作用下转变而来，而芳香化酶抑制剂可阻断雄激素向雌激素的转变。有研究结果显示，芳香化酶抑制剂疗效优于TAM，标准治疗时间是5年。MA-17研究还发现，如果乳腺癌术后经TAM治疗5年后绝经的患者再继续应用芳香化酶抑制剂来曲唑治疗5年，与仅用TAM治疗5年的患者相比，乳腺癌复发风险进一步降低。乳腺癌诊治指南规定，激素受体阳性乳腺癌患者术后辅助内分泌治疗方案为应用TAM治疗5或10年，应用芳香化酶抑制剂治疗5年，或应用TAM治疗后5年序贯芳香化酶抑制剂治疗5年。即治疗时限至少5年，最长10年。

**2.长期内分泌治疗的不良反应** 相关依从性研究显示，长期内分泌治疗的依从情况不容乐观。一项针对2300余例患者服用TAM依从性的研究发现，用药第1年依从性是83%，第4年下降至50%。另一项针对1200余例患者服用芳香化酶抑制剂依从性的研究也显示患者依从性逐年下降。导致患者不依从的原因主要来自药物不良反应。选择性雌激素受体调节剂和芳香化酶抑制剂作用机制不同，不良反应表现也不同。不良反应主要发生在骨、关节肌肉、妇科和心血管系统等方面。

（1）骨不良反应：由于雌激素水平降低与骨折风险增高显著相关，正常绝经后女性自然骨折发生风险是男性的2倍。乳腺癌患者在治疗过程中存在许多导致骨丢失的危险因素，包括绝经后状态、芳香化酶抑制剂治疗、化疗、卵巢切除或应用药物抑制卵巢功能人工诱导至绝经后状态等。与无肿瘤女性相比，乳腺癌生存者骨折风险增加31%。TAM具有类雌激素样作用，所以对骨骼具有保护作用，而阿那曲唑、来曲唑、依西美坦等第三代芳香化酶抑制剂则可导致骨丢失、骨质疏松以及骨折发生率升高。如何减少骨丢失，是目前非常受重视的研究领域。为降低骨质疏松发生率，接受第三代芳香化酶抑制剂治疗的乳腺癌患者应常规摄入钙剂和维生素D，增强体育锻炼，预防跌倒，减少烟草、咖啡因摄入，以预防或减缓骨质疏松和骨折的发生；并且应定期接受骨密度检测。对于出现严重骨质疏松的乳腺癌患者，由于雌激素是禁忌，目前常用的药物是双膦酸盐。最近几年针对新的骨代谢通路研发出新的药物地诺单抗（denosumab），该药是核因子NF-κB受体活化因子配体（RANKL）抑制剂，能够抑制破骨细胞活性。与安慰剂比较，地诺单抗能够明显改善乳腺癌患者骨密度。乳腺癌患者骨质疏松高危因素包括：>65岁的女性；60~64岁女性，有家族史，体重<70kg，既往有非外伤性骨折史或其他危险因素；接受芳香化酶抑制剂治疗的绝经后女性；接受治疗如化疗导致过早绝经的女性。对于高危患者建议行髋和（或）脊柱双能X线骨密度仪扫描，筛查骨密度。2011年《中国抗癌协会乳腺癌诊治指南与规范》中也推荐，使用芳香化酶抑制剂的患者每6个月进行1次骨密度检测，如果T评分<-2.5分，推荐使用双膦酸盐类药物；如果T评分为-1.0~-2.5分，则可考虑使用双膦酸盐类药物；如果T评分>-1.0分，不推荐使用双膦酸盐类药物。T评分≤-1.0分时常规予以维生素D和钙剂治疗。

（2）关节肌肉症状：健康女性随着年龄的增长，关节、肌肉和骨骼疼痛发生率逐渐增高，在更年期达到峰值，说明骨关节、肌肉症状与雌激素水平下降有关。芳香化酶抑制剂治疗组患者关节疼痛发生率明显高于TAM组。有报道在使用芳香化酶抑制剂治疗的乳腺癌患者中，骨、关节和肌肉疼痛发生率最高可达到60%，停药的比例可达到20%。也有部分患者随着用药时间延长，疼痛症状减轻。因此，在芳香化酶抑制剂治疗开始前和治疗中，应评估患者的骨和关节肌肉症状，排除骨转移、骨关节炎及风湿性关节炎等引起的疼痛。对于芳香化酶抑制剂引起的疼痛，轻者可补充维生素D和钙剂，并进行适当的体育锻炼；疼痛明显者可服用非甾体类抗炎药。也可以考虑给予患者3～4周药物假期（即停用药物一段时间）。此外，由于3个常用的芳香化酶抑制剂作用机制不完全相同，也可以考虑换用其他作用机制的内分泌药物。

（3）妇科不良反应：由于TAM具有类雌激素样作用，所以长期服用可能会导致潮热、阴道出血、子宫内膜增厚、子宫肌瘤、卵巢囊肿等不良反应。严重不良反应是可能出现子宫内膜癌，但发生率较低，约0.3%。因此，对长期应用TAM无月经的患者，应定期超声检查子宫内膜厚度，必要时对增厚的子宫内膜进行相应的处理。芳香化酶抑制剂与TAM相反，上述妇科问题发生率较低，通常伴随的是阴道干燥、性欲减低。一项针对35～65岁行TAM治疗乳腺癌患者的问卷调查显示，患者治疗出现不依从的主要原因是药物不良反应，如潮热、盗汗等。对此建议针灸治疗或调整生活方式。如果症状严重，可采用药物治疗，给予选择性5-羟色胺再摄取抑制剂，如文拉法辛，减轻潮热症状。也可选择植物类药物，如黑升麻异丙醇萃取物，通过调节神经递质起到减轻绝经期症状的作用。

（4）心血管系统不良反应：乳腺癌患者的死亡原因可能是癌症复发，也可能是心血管疾病。胆固醇、甘油三酯、低密度脂蛋白升高，高密度脂蛋白降低都是发生心血管疾病的危险因素。研究显示，TAM能够降低低密度脂蛋白和总胆固醇水平，但增加中风和静脉血栓的风险。目前芳香化酶抑制剂对乳癌患者血脂水平影响的研究结果存在争议。ATAC研究结果显示，阿那曲唑组和TAM组患者心肌梗死发生率差异无统计学意义，但阿那曲唑组脑血管意外事件发生率低于TAM组。BIG 1-98研究中，来曲唑组患者高胆固醇血症发生率是TAM组的2倍，血栓发生率低于TAM组，两组患者心脏事件发生率差异无统计学意义。有关芳香化酶抑制剂对心血管系统和脂类代谢的影响还需要进一步研究。治疗主要是检测患者的血压、血脂等指标，出现异常时及时与心血管专业医生沟通，处理相关症状。

由于乳腺癌患者术后需要长期进行内分泌治疗，所以对于其引起的不良反应应给予足够的重视。

 **绝经后乳腺癌患者行内分泌治疗时如何补钙**

雌激素有一个重要的功能，就是阻止骨骼中钙质"逃脱"。乳腺癌的内分泌治疗抑制了雌激素生成，使雌激素阻止钙质丢失的作用减弱，钙元素流失加快，如果没有采取一定的防治措施，在乳腺癌内分泌治疗过程中会导致骨质的减少，可能增加骨质疏松和骨折风险。所以，接受乳腺癌内分泌治疗的患者，往往需要采取一些措施降来低骨质疏松的风险。

中国老百姓几乎都知道补钙，很多人也在补钙，或者偷偷补钙，但是补钙的方法正确吗？最荒唐的补钙方法，就是去诊所打钙针，很多老年人每年都去打几天，对于非急性低钙，这样的补钙方法是毫无意义的，简直就是滑稽荒唐的事情，徒增输液带来的危险。静脉输注钙剂，临床主要用来纠正急性低钙血症，对于慢性低钙，尤其预防和控制骨质疏松是毫无意义的。

有一种补钙方法，就是药店推荐、不懂医的子女自购或者亲友从国外带回来的钙片，自己每天吃1粒，但具体是啥钙？具体量多少？含有其他啥成分等都不知道，不良反应暂且不说，久而久之，达不到疗效，耽误了治疗时机。这在平时临床工作中很常见。例如，有老年人每天喝一支葡萄酸钙口服液，治疗骨质疏松，其实，一支元素钙含量远远达不到防治骨质疏松的目的，还不如喝一袋牛奶呢。所以，补钙，首先要知道自己需要不需要补钙，然后要注意补钙的方法，不然就是浪费金钱和时间，延误治疗时机，耽误病情。甚至带来严重不良反应，如尿路结石。

到底该不该补钙，这个问题自己确实不太好判断，所以，首先建议患者在平时就诊时，问问内分泌专业或骨科专业的大夫，自己是否需要补钙。不考虑疾病导致缺钙或骨质疏松的前提下，从保健和防治骨质疏松的角度来讲，女性绝经后、男性60岁以上，多数是有可能需要补充钙剂及维生素D制剂的。女性绝经前及男性60岁之前，如果饮食、运动及光照正常的话，一般不需要补钙。所以，补钙前应先进行检查，以了解机体的血钙与尿钙水平，例如，化验血钙、尿钙/肌酐比值、骨代谢相关激素及肾脏超声检查等，这对决定补哪种钙以及补多少钙非常重要。因此，补钙前应先去医院的专科门诊检查，并咨询专科医生以获取如何合理补钙的信息。

钙对人体至关重要，不但关系到骨骼健康，而且可能与高血压、经前期紧张综合征等有关。人体内99%的钙沉积于骨骼中，补钙是预防和治疗骨质疏松最基本的措施。我国营养学会制定每日元素钙摄入推荐量为成年人800毫克/天，绝经后妇女和老年人1000毫克/天，孕期及哺乳期1500毫克/天。目前，我国老年人平均每日从饮食中获取的元素钙仅为400毫克左右，因此，需要进行额外补钙。然而，当人们面对众多补钙品时，常感到难以选择。有的自称含钙量高，有的说吸收好，真让人不知如何是好。

最安全、最经济的补钙品还是来自于食物，其中，含钙量高、吸收性也好的食物首推乳类。如牛乳每100毫升含120毫克元素钙。每天能喝250毫升牛奶就能获得300毫克元素钙，牛奶中还含有多种氨基酸、乳酸、矿物质及维生素，可促进钙的消化和吸收；而且牛奶中的钙质人体更易吸取，因此，牛奶应该作为日常补钙的主要食品。其他奶类制品如酸奶、奶酪、奶片，都是良好的钙来源；其次是蛋类，尤其是蛋黄中钙含量高，其他像大豆类制品，坚果类食物（如花生仁、核桃仁），海产品（如虾皮、虾米、海带、紫菜、带刺骨制成的鱼松、肉松，蔬菜中的金针菜、萝卜、香菇、木耳等）钙含量都比较高。动物骨骼，如猪骨、鸡骨等钙含量很高，但难溶解于水，除非在熬骨头汤时适量加些醋，可使骨头中的钙有少量溶解到骨头汤里，才有补钙作用。一般的粮食，如米、面、玉米中钙含量都较少，不作为钙的主要来源。

钙剂的选择是否"液体钙"或"胶囊钙"更好？其实，选择钙剂更应该关注元素钙的含量，不同的钙盐含有的元素钙是不同的。常用的钙补充剂中，磷酸氢钙含有23%的元素钙，葡萄糖酸钙含有9%的元素钙，碳酸钙的元素钙含量相对高一些，可以达40%，是目前使用最广泛而且性价比较高的钙补充剂。钙剂最好是在两餐之间服用，一般植物性食物含有较多的脂酸和草酸，而脂酸和草酸可以和钙离子结合成不溶性的钙盐，不能够被人体利用而排出体外。动物性的食物含有大量的脂肪，而过多的脂肪酸可以与钙离子结合，也影响人体对钙的利用。

钙的吸收需要维生素D的参与，维生素D是钙的忠实伴侣，可以促进肠道钙吸收。如果没有维生素D的参与，人体对膳食中钙的吸收率还达不到10%。另外，维生素D还具有促进肾脏对钙的重吸收和调节血钙水平等功能。人体内维生素D的来源，一是从膳食中摄取，二是通过阳光的紫外线照射皮肤合成维生素D，再经肝脏和肾脏中酶的活化，成为具有活性的维生素D。冬天人们很少到户外活动，皮肤合成维生素D的数量减少，所以应当适量补充以使人体能够最大限度地吸收钙质，这一点对老年人尤为重要。沐浴阳光可以促进维生素D的活化，让钙最大程度地被吸收。

最后，补钙过程中还需注意到医院的专科门诊随访，监测血钙、尿钙水平以及与骨代谢相关激素的变化，调整补钙方案。一般主张每3~6个月去医院检查一次，根据检查结果调整补钙方案。补钙是一件需要重视且谨慎的事情，过量或不足都是不合适的。应该定期去专科医生处随访调整，从而达到安全补钙、防治骨质疏松的目的。

## 第五节　乳腺癌的靶向治疗

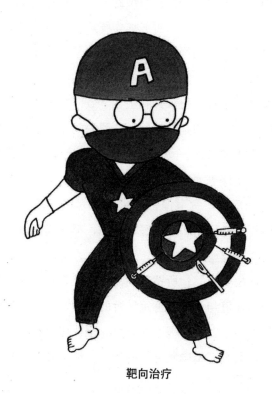

靶向治疗

**关于乳腺癌靶向治疗你知道多少**

1.什么是靶向治疗？

乳腺癌治疗方法包括手术治疗、放射治疗、化疗、内分泌治疗和靶向治疗。手术治疗和放疗是对肿瘤的局部控制。目前，随着医学的进步，疾病发现得越来越早，局部控制的效果也越来越好。然而，仍有少数患者在治疗后会复发，甚至死亡。究其原因，是这些患者的体内可能存在微小的转移灶，而这是局部控制无法顾及到的，因此就需要辅助治疗。

从理论上来说，人体正常细胞和肿瘤细胞在遗传学表达上存在不同，这些差异都可能作为靶点。所谓的靶向治疗，就是通过分子靶向药物抑制这些靶点，阻断肿瘤细胞或相关细胞的信号转导，从而抑制或杀死肿瘤细胞。在临床中，找到能影响肿瘤生长增殖，并有生物学效应的理想靶点还是比较困难的。但幸运的是目前针对乳腺癌的靶向治疗，已经发现了一个有效靶点——人表皮生长因子受体2（HER2）。众所周知，化疗等治疗会引起脱发、呕吐、骨髓抑制等一系列恼人的副反应，究其原因，就是因为化疗药物"大杀八方"，不管是肿瘤组织还是健康组织，都难逃其攻击范围。如果把化疗比作"地毯式轰炸"，那么，靶向治疗就是"精确制导的远程导弹"！所谓靶向治疗，就是针对肿瘤发生的位点，采用能够与该位点特定结合的药物，准确而定向地攻击肿瘤细胞。它以病变细胞为靶点，相比化疗和放疗等传统治疗而言，具有"精确制导"的特点，能够分清"敌我"，高效并选择性地杀伤肿瘤细胞，减少对正常组织的损伤，因而毒性更低，没有传统化疗药带来的脱发、贫血、恶心、呕吐等严重的反应。

然而，靶向治疗并非适用于所有乳腺癌患者，它主要针对HER2阳性乳腺癌患者。在每10个乳腺癌患者中，只有2～3个患者HER2是阳性的，这部分患者相对于其他患者而言，肿瘤侵袭性较强，肿瘤增殖较活跃，因而预后也较差。如果不采取有针对性的治疗方案，极易发生复发和转移。多项大型国际研究均证实，HER2阳性乳腺癌患者应用靶向治疗后，可明显降低复发转移的风险，延长生存时间。目前临床上针对HER2的靶向药物有曲妥珠单抗（赫赛汀）、拉帕替尼和帕妥珠单抗。国内最常用的针对HER2阳性乳腺癌的分子靶向药物是曲妥珠单抗，就是以癌细胞表面的一种称作HER2的分子为"靶点"，通过阻断HER2分子这个环节，抑制并杀死肿瘤细胞。临床研究显示，HER2阳性早期乳腺癌患者应用曲妥珠单抗辅助治疗1年，相对复发风险下降约50%，死亡风险下降约30%。因此，美国国家综合癌症网（NCCN）和中国版指南均已将曲妥珠单抗推荐为HER2阳性、肿瘤直径＞0.5cm乳腺癌患者的标准治疗。

随着近年分子生物学研究的深入，人们根据免疫组化检测把乳腺癌划分为三个不同类型：第一类，激素依赖型乳腺癌。即雌激素受体阳性的乳腺癌，此类患者适合内分泌治疗。第二类，就是HER2阳性乳腺癌。此类患者适合分子靶向治疗。HER2会导致细胞表面HER2蛋白过度表达，刺激癌细胞增殖，靶向药物通过对HER2的抑制，达到治疗乳腺癌的目的。第三类，三阴性乳腺癌，是指雌激素受体及人表皮生长因子受体2（HER2）均为阴性的乳腺癌。这类乳腺癌患者以化疗为主。

2.如何确定患者是否适合乳腺癌靶向治疗？

HER2阳性是确定靶向治疗患者的主要指标。其检查方式有免疫组化（IHC）检测与荧光原位杂交（FISH）技术。那么，如何判断是否属于HER2阳性乳腺癌患者呢？在HER2检测报告中，如果IHC法检查结果为3个加号，就表明属于HER2阳性患者；如果为1个加号或0，则表明HER2为阴性；如果是2个加号，那么还需要进一步做FISH法检查，倘若这个结果为阳性（发生基因扩增）就可以诊断为HER2阳性；倘若结果为阴性（未发生基因扩增）则确诊HER2阴性。

基础研究和临床实践显示，HER2阳性乳腺癌患者的肿瘤细胞侵袭力较强，恶性程度较高，进展较快，更易复发和远处转移，且对化疗敏感性较差。因此，HER2阳性患者常规治疗的预后也欠佳。原有的临床记录表明，HER2阳性乳腺癌患者常规治疗后的生存率较HER2阴性乳腺癌患者低将近一半。但如果HER2阳性乳腺癌患者及时得到靶向药物的治疗，生存率会有一个很大的提高。所以，建议所有HER2阳性乳腺癌患者接受靶向治疗。

3.使用靶向药物，HER2阳性的患者都能获益吗？

很多经典的临床试验都证实了靶向治疗的良好效果。最初的临床试验主要针对已经复发或转移的晚期乳腺癌，且检测结果是 HER2 阳性的患者。我们发现，与不用靶向治疗的同期患者相比，这些患者的平均生存率增加了将近 9 个月。鉴于在晚期 HER2 阳性乳腺癌患者的试验中，靶向治疗取得了良好效果，人们开始把靶向药物应用到乳腺癌的辅助治疗中。研究发现，在化疗的基础上接受靶向治疗，HER2 阳性乳腺癌患者的复发风险降低了 40% 左右，死亡风险降低了近30%。此外，国际上一些经典的临床试验，如 NSABP-B31试验，都证实 HER2 阳性患者应用靶向治疗后 10 年生存率提高了 8% 以上。

### 4.靶向治疗最常见的副作用有哪些?

靶向治疗最常见的副作用有发热、寒战，以及和化疗联合运用所引起的胃肠道反应以及骨髓抑制。这些症状都可以经过内科处理解决，不影响靶向药物的继续治疗。只有不到1% 的患者对曲妥珠单抗成分过敏，此类患者可停止使用曲妥珠单抗（赫赛汀）。值得注意的是，在使用赫赛汀治疗的患者中，可能出现心脏功能减退的症状和体征。针对这种情况，靶向治疗前应做心脏射血分数评估，运用超声心动监测左心室射血分数，记录下左心室射血分数的基础数值。在随后的靶向治疗过程中，每 3 个月进行一次检测，如发现射血分数下降超过 16%，就需要加大检测密度，改为每个月进行一次检测。如果左心室射血分数连续下降 8 周以上，必须停止使用靶向药物。临床中这样的患者比较少见。

总之，靶向治疗的获益还是远大于副作用带来的影响。

**使用赫赛汀，你应该熟知的几个问题**

目前，曲妥珠单抗（赫赛汀）已经成为治疗HER2阳性乳腺癌的重要药物，现将赫赛汀使用中常用的几个问题总结如下。

**1.在乳腺癌中，HER2如何发挥作用？**

HER2基因为原癌基因，其编码的HER2蛋白为185kD的跨膜蛋白，简称p185，胞内部分具有酪氨酸蛋白激酶活性。在与配体结合后，HER2蛋白与家族中的其他成员HER1、HER3、HER4形成异二聚体，使胞浆内的酪氨酸激酶区自身磷酸化，激活信号通路，包括Ras/Raf/MAPK途径、P13K/Akt途径、STAT途径和PLC通路等，它们的存在会抑制肿瘤细胞凋亡，促进其增殖，增强肿瘤细胞的侵袭性，促进肿瘤血管新生和淋巴管新生。大约20%～30%的乳腺癌中存在HER2基因扩增或过度表达。

**2.我们在各类检验报告和文献中经常看到的EGFR、HER、ErbB、C-erbB、Neu等，分别指什么？**

（1）EGFR是表皮生长因子受体的简写，即epidermal growth factor receptor，也称为ErbB1或HER1。

（2）HER是人类表皮生长因子受体的简写，即human epidermal growth factor receptor，该家族包括HER1（ErbB1，EGFR）、HER2（ErbB2，NEU）、HER3（ErbB3）及HER4（ErbB4）。

（3）ErbB是一个保守的跨细胞膜受体家族。这个家族具有共同特征：具有一个胞外配体结合区，跨膜区是由两个重复的富含半胱氨酸的区域组成，胞内序列含有酪氨酸蛋白激酶。

（4）Neu是HER2的别名，它的别名还包括ErbB2、CD340、NGL、TKR1、CerbB-2、HER2/neu等。

**3.HER2阳性乳腺癌的预后有何特点?**

HER2阳性是乳腺癌的独立预后不良因素。HER2阳性的Luminal B型乳腺癌对他莫昔芬的疗效差于Luminal A型乳腺癌。HER2阳性乳腺癌对于AC方案，疗效优于Luminal型，但预后较差，5年无病生存率及总生存率均低于Luminal型。

**4.HER2阳性的检测标准如何判断?**

（1）免疫组化（ICH）

0/+：阴性；

++：交界性结果，需进一步使用同一标本进行ISH检测，或使用不同标本进行新一轮的ICH/ISH检测。

（2）单探针ISH检测：看平均单个细胞HER2基因拷贝数值

≥6.0，为阳性结果；

<4.0，为阴性结果；

4.0~6.0，为交界性结果，需使用同一标本进行双探针ISH和/或ICH检测，或使用不同标本进行新一轮的ISH/ICH检测。

（3）双探针ISH检测

HER2/CEP17≥2.0，ISH阳性；

HER2/CEP17<2.0，看平均单个细胞HER2基因拷贝数值，同（2）。

5.曲妥珠单抗如何发挥其抗肿瘤的机制？

（1）曲妥珠单抗通过作用于HER2受体的胞外部分，阻止细胞内酪氨酸激酶的活化，抑制依赖HER2的肿瘤细胞的增殖和存活。

（2）与HER2阴性的肿瘤细胞相比，曲妥珠单抗能优先在HER2阳性的肿瘤细胞中产生细胞毒作用。

（3）有文献报道，使用曲妥珠单抗治疗内分泌耐药的HER2阳性Luminal B型乳腺癌后，能够逆转内分泌治疗的耐药。

6.曲妥珠单抗的适应证有哪些？

（1）激素受体阳性或阴性、HER2阳性乳腺癌的全身辅助治疗。

（2）HER2阳性的晚期乳腺癌，如为激素难治、或非骨和软组织转移及无症状的内脏转移者，可单独使用；也可与帕妥珠单抗、紫杉醇联合使用或与化疗联合使用。

（3）可以应用于HER2阳性乳腺癌的新辅助化疗。

（4）HER2阳性的复发或晚期乳腺癌的治疗。

7.曲妥珠单抗应如何配置及输注？

曲妥珠单抗应使用同时配送的稀释液进行稀释，对苯甲醇过敏者使用注射用水稀释：所需的稀释液的体积=所需的曲妥珠单抗的治疗剂量/21mg/ml；稀释后的曲妥珠单抗加

入0.9%的氯化钠注射液250ml中使用,不可使用5%葡萄糖
注射液。每周法使用曲妥珠单抗,初始负荷剂量为4mg/kg
体重,输注90分钟以上,如耐受良好,维持剂量2mg/kg体
重,输注时间改为30分钟。3周法使用曲妥珠单抗,初始负
荷剂量为8mg/kg体重,输注90分钟以上,如耐受良好,维
持剂量6mg/kg体重,输注时间为30～90分钟。

**8.曲妥珠单抗要用多久?**

(1) 辅助治疗时,首选方案:

与AC-T方案联合使用,曲妥珠单抗每周法与紫杉醇同
时使用,紫杉醇使用完毕后,曲妥珠单抗继续使用1年,曲
妥珠单抗3周法在紫杉醇使用结束后使用,使用期限为1年。

与TC方案联合使用,与化疗同时使用每周法使用曲妥
珠单抗共18次(第1次为负荷剂量),或化疗后使用曲妥珠
单抗3周法1年。

在TCH+帕妥珠单抗方案中,与化疗同时使用,曲妥珠
单抗3周法前后应用共1年。

(2) 辅助治疗其他方案:

与AC(或FEC)→多西他赛(或紫杉醇)或多西他赛
+环磷酰胺方案联合使用,每周法应用12周,或化疗后3周
法1年。

与AC→多西他赛、帕妥珠单抗同时使用,3周法共1
年。

与紫杉醇联合使用,曲妥珠单抗每周法与紫杉醇同时使
用,紫杉醇使用完毕后,曲妥珠单抗继续使用1年,曲妥珠

单抗3周法在紫杉醇使用结束后使用，使用期限为1年。

（3）新辅助治疗：与帕妥珠单抗+多西他赛（紫杉醇）→FEC方案联合使用，与化疗同时使用，曲妥珠单抗3周法使用共1年。

（4）治疗复发或晚期乳腺癌使用至耐药或患者不能耐受。

9.曲妥珠单抗在HER2阳性的晚期乳腺癌中如何使用？

（1）首选一线治疗方案：帕妥珠单抗+曲妥珠单抗+多西他赛（紫杉醇）。

（2）与曲妥珠单抗联合使用的化疗方案：紫杉醇±卡铂；多西他赛；卡培他滨；长春瑞滨。

（3）使用过曲妥珠单抗者可选择：

T-DM1；

拉帕替尼+卡培他滨；

拉帕替尼+曲妥珠单抗；

卡培他滨+曲妥珠单抗；

曲妥珠单抗+其他药物。

10.曲妥珠单抗的毒副反应主要有哪些？

曲妥珠单抗治疗乳腺癌最常见的不良反应有：发热、恶心、呕吐、输注反应、腹泻、感染、咳嗽加重、头痛、乏力、呼吸困难、皮疹、中性粒细胞减少症（联合化疗时发生率高于单纯化疗）、贫血、肌痛。

心脏毒性：曲妥珠单抗可引起左心功能不全、心律失常、心力衰竭、心肌病、心源性死亡等心脏毒性，尤应警惕。

肺毒性：包括间质性肺炎、急性呼吸窘迫综合征、肺炎、非感染性肺炎、胸腔积液、急性肺水肿等，严重时可导致死亡。

可能需要中断或停止曲妥珠单抗使用的不良反应有：充血性心力衰竭、左室射血分数明显下降、严重的输注反应和肺毒性。

常见输注反应：大约40%的患者在初次使用曲妥珠单抗时出现输注反应，最常见的是寒战和发热，可以使用对乙酰氨基酚、苯海拉明和哌替啶（可减慢或不减慢输注速度）。

其他输注反应：包括恶心、呕吐、疼痛（有时发生在肿瘤部位）、头痛、眩晕、呼吸困难、低血压、高血压、皮疹、乏力，有时可出现严重的超敏反应、血管性水肿。小于1%的患者由于输注反应而永久停用曲妥珠单抗。

11.使用曲妥珠单抗期间如何监测心功能？

使用曲妥珠单抗前应检测左室射血分数，治疗期间监测左室射血分数，时间间隔尚无定论，FDA目前推荐为每3个月一次。

12.出现心功能损伤时，如何调整曲妥珠单抗的剂量？

（1）出现下列情况时，应停止曲妥珠单抗治疗至少4周，并且每4周检测一次左室射血分数（LVEF）：①较治疗前，LVEF绝对值下降≥16%；②LVEF低于检测中心正常范围，并较治疗前绝对值下降≥10%。

（2）何时可恢复使用：4～8周后，LVEF恢复至正常范围，或LVEF较治疗前下降≤15%，可恢复使用曲妥珠单抗。

（3）应永久停止使用的情况：LVEF持续下降>8周，或者3次以上因心脏毒性而停止曲妥珠单抗治疗，应永久停止使用曲妥珠单抗。

**13.使用曲妥珠单抗时出现输注反应如何应对？**

（1）轻至中度输注反应，降低输液速度。

（2）出现呼吸困难或明显的低血压时，应中断使用。

（3）对发生严重的和危及生命的输注反应患者，建议永久停用曲妥珠单抗。

**14.曲妥珠单抗能否与蒽环类药物联合使用？**

不能，因为蒽环类药物具有心脏毒性，而曲妥珠单抗也具有心脏毒性，两者不能联合使用。

**15.忘记在规定时间使用曲妥珠单抗，发生漏用怎么办？**

（1）曲妥珠单抗漏用未超过1周：尽快给予常规维持剂量，每周法为2mg/kg体重，3周法6mg/kg体重。

（2）曲妥珠单抗漏用：重新使用初始复合剂量，每周法为4mg/kg体重，3周法8mg/kg体重，此后给予维持剂量。

**16.T-DM1与曲妥珠单抗有何区别？**

T-DM1是曲妥珠单抗与强效抗微管药物DM1的结合体，借助曲妥珠单抗将DM1释放到HER2过表达的肿瘤细胞内，对曲妥珠单抗耐药后的复发或晚期乳腺癌仍有效。

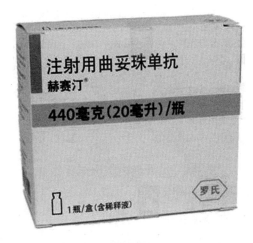

**赫赛汀**

 **使用赫赛汀，如何根据患者体重变化调整剂量**

在治疗乳腺癌患者过程中，经常会被问到一个问题：在体重发生变化以后，是否需要调整曲妥珠单抗的用药剂量？

1.我们看看文献中怎么说？

乳腺癌治疗过程中患者新辅助化疗后体重会出现明显变化，容易出现需要调整曲妥珠单抗应用剂量的情况，而辅助化疗时体重变化可能不明显，较少出现需要调整曲妥珠单抗剂量的情况。然而，依据什么标准进行剂量调整，国内外各种指南中并没有详细叙述。在有关曲妥珠单抗靶向治疗的临床试验（APHINITY、KATHERINE）研究者手册中，明确指出需要依据患者实际体重计算得到曲妥珠单抗的使用剂量，该剂量无上限值，需要记录体重基线和每次治疗时患者的体重。若患者体重相对基线水平增加或降低量>10%，则要重新计算曲妥珠单抗给药剂量。如果因为体重相对基线变化超过10%重新计算了给药剂量，那么就要将该体重作为新的基线体重，在随后的周期中计算曲妥珠单抗的注射剂量。各项临床试验均有严格的执行标准、试验方案、监察规范等，这些都是为了获得最准确的临床试验数据，让参加临床试验患者的获益最大化。

2.临床实际情况如何？

在临床实践中，医生通常会选择以下3种情况：

（1）有的医生经过临床试验项目的严格培训后，即使患者未参加相关的临床试验，在计算曲妥珠单抗的应用剂量时也是按照临床试验的规范进行，只有患者体重出现明显增加或减轻（超过基线体重10%）时才会适当调整剂量。

（2）有的医生则是每次患者接受曲妥珠单抗靶向治疗时，都让患者重新称体重，每次都按照新体重数值计算曲妥珠单抗的应用剂量，即使未出现体重明显增加或减轻仍按新体重数值计算剂量。

（3）有的医生考虑到患者经济状况、靶向治疗费用、节约医疗资源以及医保报销比例等问题，经常会与患者沟通，并经患者同意后调整曲妥珠单抗的实际应用剂量。例如，如果计算的曲妥珠单抗剂量为450～500mg，就可以应用1支曲妥珠单抗（440mg），但有时会出现应用剂量不足的情况。

大部分医生属于前2种情况，这样能够很好保证曲妥珠单抗靶向治疗的有效药物剂量，从而为患者提供最有效的治疗，这也是我们推荐各位临床医生所遵循的规范。而只有少数医生属于第3种情况，这样有可能会导致曲妥珠单抗靶向治疗有效药物剂量不足的问题，所以在临床实践中不建议如此使用。

3.如何节约曲妥珠单抗用量，避免浪费？

如患者体重为65kg，按照8mg/kg计算曲妥珠单抗首次剂量为520mg，需要使用两支曲妥珠单抗（880mg）配制520mg应用剂量，这样就会造成剩余360mg的浪费。许多医生在此就会产生纠结。对此许多患者就会自己保存剩余的曲妥珠单抗，在下次靶向治疗时将剩余曲妥珠单抗配入实际应用剂量中，这样就能够节约医疗资源、节省患者花费。虽然罗氏公司为患者提供了曲妥珠单抗药物保存的专用药箱，但是由于曲妥珠单抗保存条件严格（无菌、恒温、冷藏，勿碰撞），所以也会存在保存条件不合理造成曲妥珠单抗损坏的情况。另外，可以在各科室建立合适的靶向治疗药物储存柜，保证无菌、恒温、冷藏、稳定的曲妥珠单抗保存条件，为患者提供最大的便利；也可以通过调整曲妥珠单抗药品包装剂型来解决这一问题，如制备100mg或50mg的包装剂型，这样就能很好地控制剂型配比，从而节约靶向治疗药物资源。

4.曲妥珠单抗使用中的注意事项有哪些？

在曲妥珠单抗相关临床试验中强调：

（1）除因体重变化要求调整剂量外，其他情况下不允许进行剂量调整。

（2）若出现毒性（包括心脏毒性）可中断或中止治疗。

（3）如果曲妥珠单抗给药必须延迟1天或1天以上，则所有治疗均需顺延相同时间。

（4）若患者在任一疗程中错过了一次曲妥珠单抗治疗，且两次给药的时间间隔超过6周，患者应重新接受8mg/kg负荷剂量的曲妥珠单抗治疗，从负荷剂量给药后3周开始，之后每3周一次给予6mg/kg曲妥珠单抗治疗。

总之，在曲妥珠单抗靶向治疗时，应尽可能保证足量有效的治疗剂量。同时需要定期监测患者的心脏功能，并通过合理、合法的方法充分利用每支曲妥珠单抗注射液，为患者最大限度地节省靶向治疗花费，也是为国家节约医疗资源。

 **为啥化疗药需要计算体表面积，靶向药却不用**

在对恶性肿瘤进行内科治疗时，传统的化疗药物往往根据患者体重或者体表面积计算给药剂量。然而，近年新上市的某些分子靶向药物却没有这一要求，药品推荐剂量通常为一个定值，无需根据患者高、矮、胖、瘦调整给药剂量。鉴于医患双方在临床实践中可能会对这一问题感到困惑，追本溯源如下，以期对临床实践有些许帮助。

1.分子靶向药与化疗药的区别　传统的化疗是针对细

胞核DNA复制过程和癌细胞增殖的各个阶段。细胞毒药物的作用机制有阻断DNA复制、影响RNA转录、抑制蛋白质合成、阻滞细胞分裂、抑制拓扑异构酶等。而靶向治疗是针对参与肿瘤发生发展过程的细胞信号转导和其他生物学途径的治疗手段。分子靶向药物的作用靶点包括细胞表面抗原、生长因子受体或细胞内信号转导通路中重要的酶或蛋白质。分子靶向药物不影响DNA或RNA，所以无急性细胞死亡，仅细胞的失控增殖被抑制；细胞毒药物，非选择性造成DNA的不可逆性破坏，导致急性细胞死亡，正常细胞因同样具有增殖活性而受到影响。

2.作用机制不同，剂量设定不同　细胞毒药物的疗效呈剂量依赖性，因此常被用到最大耐受剂量（MTD）或用药达到剂量限制性毒性（DLT），即患者能够耐受的最大剂量，以便最大程度杀死癌细胞。分子靶向治疗则有赖于药物与受体之间的特异性结合，药物的作用靶点存在一个"饱和性"问题，即当肿瘤细胞上的所有靶点都已经被药物结合时，即使增加药物剂量，也不能增加疗效，反而会带来额外的不良反应。因此，对于靶向治疗药物，应该使用最佳生物效应剂量（OBD）。

3.并非所有靶向药都是同一剂量　根据分子靶向药物作用机制，通常可分为血管生成抑制剂、表皮增殖抑制剂、单克隆抗体、小分子化合物等。目前临床常见的为以下两类：单克隆抗体，主要作用于生长因子受体及细胞表面抗原，如贝伐珠单抗、曲妥珠单抗、利妥昔单抗、西妥昔单抗等；小分子激酶抑制剂，除索拉非尼为多种激酶抑制剂外，其他多为酪氨酸激酶抑制剂（TKI），如伊马替尼、吉非替尼、阿帕替尼、埃克替尼、厄洛替尼、达沙替尼、克唑替尼、舒尼替尼、尼洛替尼等。

单克隆抗体类药物给药剂量仍需根据患者体表面积或体重计算，而小分子激酶抑制剂均为特定剂量，无需根据患者高矮胖瘦调整给药剂量。考虑原因如下。

（1）单克隆抗体类药物：药品不良反应较多，且通常较为严重。例如，曲妥珠单抗存在心脏毒性，西妥昔单抗可致严重皮疹，贝伐珠单抗常见不良反应有高血压、蛋白尿、出血、腹痛、腹泻等，个别可出现胃肠穿孔、伤口延迟愈合等。因此，单克隆抗体类药物OBD与细胞毒性化疗的MTD相当，应根据体重、体表面积等计算患者可耐受的剂量。

（2）小分子激酶抑制剂：通常安全性较高，常见不良反应为轻度皮疹、腹泻等。通常情况下，远低于最大耐受剂量时即可使靶点达到饱和状态，无须用到MTD，选定一个合适的剂量即可满足所有人。

 **赫赛汀耐药机制及其逆转策略**

曲妥珠单抗为乳腺癌和胃癌的治疗开辟了新方向，但其耐药问题极大地影响了疗效。目前较明确的耐药机制主要包括：人表皮生长因子受体2的羧基端片段（p95HER2）过表达、磷脂酰肌醇-3-激酶（PI3K）通路部分活化、人表皮生长因子受体（HER）信号传导上调、非HER家族生长因子受体介导信号上调。一些新型靶向药物，如拉帕替尼、曲妥珠单抗共轭复合物（T-DM1）、帕妥珠单抗、依维莫司等为曲妥珠单抗耐药患者提供了新的选择。

曲妥珠单抗是抗人表皮生长因子受体2（HER2）的人源化单克隆抗体，它的作用靶点位于HER2的胞外结构域。主要作用机制：抑制磷脂酰肌醇-3-激酶（PI3K）和丝裂原激活蛋白激酶（MAPK）信号通路；使细胞停滞于$G_1$期；诱导凋亡、抑制血管生成；抑制HER2胞外段的脱落；抑制DNA修复。抗体依赖的细胞毒性（ADCC）也是曲妥珠单抗杀灭肿瘤细胞的重要武器之一。《新英格兰医学杂志》发表的一项研究显示，与HER2阴性的癌细胞相比，曲妥珠单抗介导的ADCC反应更容易在HER2阳性的癌细胞中产生。目前曲妥珠单抗已成为HER2阳性患者的标准用药方案，为乳腺癌和胃癌的治疗开辟了新的方向，然而耐药问题极大地影响了其治疗效果。乳腺癌患者接受曲妥珠单抗一线治疗后3个月内病情出现进展或者接受曲妥珠单抗术后辅助治疗1年内复发被认为是对曲妥珠单抗耐药。在胃癌中没有明确的曲妥珠单抗耐药定义。

1.曲妥珠单抗耐药可能的机制

（1）p95HER2过表达。

（2）PI3K-AKT通路组成性活化。

（3）PIK3CA基因突变。

（4）TEN基因缺失。

（5）HER家族受体介导信号传导的上调。

（6）非HER家族生长因子受体介导信号传导的上调。

**2.曲妥珠单抗治疗进展后的逆转策略选择**

（1）继续使用曲妥珠单抗：ADCC是曲妥珠单抗体内抗肿瘤活性的重要机制之一。现有研究揭示了耐药后保留曲妥珠单抗同时调整化疗方案也是可选择的策略。2013年美国NCCN指南指出，对于曲妥珠单抗联合化疗治疗后疾病进展的HER2阳性乳腺癌患者，可继续使用曲妥珠单抗治疗，但需换用其他联合化疗方案。

（2）拉帕替尼：拉帕替尼是一种口服的人源HER2和EGFR双重酪氨酸激酶抑制剂，它能抑制与ERK1/2和PI3K的活性，从而干扰肿瘤细胞的增殖、分化等过程。2007年，美国FDA批准拉帕替尼联合卡培他滨用于曲妥珠单抗治疗失败的HER2阳性晚期乳腺癌患者的治疗。拉帕替尼联合曲妥珠单抗也是曲妥珠单抗耐药患者可选择的方案之一。

（3）曲妥珠单抗缀合物（T-DM1）：T-DM1是曲妥珠单抗与一种抗微管类药物的复合物。它与肿瘤细胞上的HER2受体结合后，受体-T-DM1复合物通过胞膜内陷内化进入肿瘤细胞、一旦进入肿瘤细胞内，高效的抗微管药物可以立即释放，杀伤肿瘤细胞。美国FDA批准T-DM1作为曲妥珠单抗治疗失败的HER2阳性晚期乳腺癌患者的标准治疗方案。

（4）帕妥珠单抗：帕妥珠单抗也是一种人源化的单

克隆抗体，结合位点为HER2二聚化形成的关键区域，阻
遏HER2与其家族成员特别是与HER3形成异源二聚体复
合物。帕妥珠单抗与曲妥珠单抗最大的不同在于识别的表
位不同，前者识别的表位主要位于HER2受体胞外区第二
结构域，而后者为第四结构域，因此，帕妥珠单抗阻断
HER2/HER3复合物形成的作用强于曲妥珠单抗。由于两
者结合在不同的HER2位点，联合使用可表现出互补的作
用机制。因此，双靶向治疗可作为曲妥珠单抗治疗失败患
者的选择。

（5）依维莫司：依维莫司是一种口服的mTOR抑制
剂，已被美国FDA批准用于雌激素受体阳性晚期乳腺癌临床
治疗。从上述中可知，PI3K/AKT/mTOR通路的过度激活
在曲妥珠单抗耐药中有着非常重要的作用，因此，曲妥珠单
抗联合依维莫司也是曲妥珠单抗耐药的晚期乳腺癌患者可考
虑的选择。

曲妥珠单抗耐药的机制纷繁复杂，个体耐药的原因及耐
药后治疗选择仍是临床亟待解决的问题。肿瘤细胞高度的异
质性，生长信号的转换，相关的信号通路异常激活等都是曲
妥珠单抗产生耐药的重要原因。总之，阐明曲妥珠单抗产生
耐药的关键机制，不仅有助于新型靶向药物的研发，亦将为
抗肿瘤治疗新策略的建立奠定基础。

# 第六节　乳腺癌的中医中药治疗

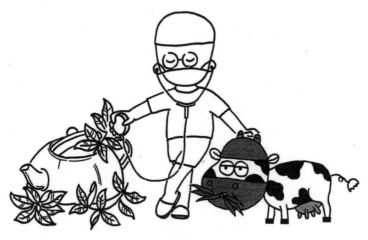

中药治疗

 **从中医理论角度认识和治疗乳腺癌**

　　乳腺癌在中医古籍中归属于"乳岩"的范畴。在经络关系上，女子"乳头属肝、乳房属胃"。中医学认为，人体脏腑机能的平衡有赖于一身气血运行的调畅；乳房疾病的发生多因情志失调、肝气郁结或胃热壅滞，或冲任失调，气滞血瘀凝聚乳房成块所致；发病的基础与正气不足有关。

　　很多患者存在认识上的误区，担心放、化疗的副作用，要求仅服中药治疗。而纯中药治疗存在不足，应正确应用中药辅助西医，通过辨证论治的个体化方案，起到治"本"的作用。

手术去除了乳房"有形之积"，而余毒仍在。中医认为，化疗药属热毒，放疗射线为火邪热邪，耗伤正气、损伤脏腑，故治疗以"扶正培本、祛邪解毒"为主。中医药辅助治疗可以与手术结合，改善机体免疫功能，帮助身体恢复；与放化疗相结合，减轻毒副反应，包括骨髓抑制、胃肠道反应、脱发、肝胆系统损伤、呼吸系统毒性、低热、多汗等。可分别采用不同中药以减轻病症、巩固疗效；临床治疗结束中药治疗可防止肿瘤的复发和转移；乳腺癌晚期应注重培补正气、抑癌止痛，提高生活质量。

中医中药治疗的基本原则：扶正、祛邪。扶正药物对患者恢复很有帮助，但不能滥用、多用，应在中医辨证的基础上使用。

肿瘤的发生、发展、预后均与饮食有关。汉代张仲景在《金匮要略》中说："所食之味，有与病相宜，有与身为害，若得宜则益体，害则成疾。"食物和药物一样，可分为寒、热、温、凉四气和酸、苦、甘、辛、咸五味。以本身的性味之所偏来调整人体气血阴阳，扶正祛邪，使机体达到阴阳平衡状态。

辨证配膳：是中医食疗学的一条基本原则。遵循"寒者热之"和"热者寒之"、"虚者补之"和"实者泻之"的原则，调配恰当性味的饮食，以达到祛除病邪的目的。脾胃是气血生化之源，能运化水谷精微，故膳食要避免过于腻滞，以免困阻脾气；也要避免过用辛燥，以防伤阴耗气；还要注意调摄冷暖，适时进餐，以保持正常的食欲和良好的脾胃功能。

膳食与服药禁忌：有些食物与药物的不当配伍能使药物失效，或产生副反应。例如，一定要注意，服地黄、首乌、土茯苓时应忌茶；服人参（党参、太子参）、地黄、首乌等时应忌生萝卜；服鳖甲忌苋菜；服桔梗、乌梅忌猪肉。

《黄帝内经》的养生学指出："恬淡虚无""精神内守"，从而使"形体不蔽，精神不散"。"正气存内，邪不可干"，指的是各种养生方法都应以保护和强壮正气为基本原则。所以要重视保养正气在养生中的主导作用，调情志，顺四季，做到精神安逸，心情舒畅，起居有常，避免时令节气伤人。饮食有节，适度活动，可以通畅血脉，帮助消化，利于疾病。

 ## 中医在什么情况下参与肿瘤治疗

恶性肿瘤在我国乃至全世界，都被视为最难治的疾病之一。目前，无论手术、放疗、化疗还是最新的靶向、免疫等治疗，都存在一定的局限性。多学科、规范化综合治疗是当前医学界的共识。在肿瘤的综合治疗过程中，中医药在大多数情况下起到辅助治疗的作用，不过对于某些病种，以及肿瘤的特定阶段，中医药却发挥着主导治疗的作用。只要患者吃得好、睡得着、有力气、心情舒畅，这个治疗就是有价值的。

临床上，中医治癌经常会遇到两个"最常见"现象：一是人们对中医治疗肿瘤的态度以两个极端最为常见：要么是放弃西医药物治疗，无条件依赖中医药；要么是完全不信任中医药。前者会耽误正常的治疗，甚至容易被标榜"克癌"的"伪中医"骗财害命；后者则是把正确、有益的治疗措施摒弃掉，让自己白白损失治疗机会。第二个"最常见"是患者和家属最爱问的问题，诸如"大夫，我可以吃点什么补补？""我需要有哪些忌口？"等等。

肿瘤目前已被定义为一种慢性疾病，这就意味着除了药物治疗，生活方式的干预越来越重要。中医不仅关注疾病，更强调人体"正气"和"精气神"的调养，而这些和日常的饮食、运动等方面息息相关。中医治疗就是要在这些方面给予患者个体化的指导，经过专科医生辨证，针对具体的虚证类型进补，而非一虚就补。

我国有很多恶性肿瘤患者在疾病不同阶段、不同程度地接受过中医药治疗，都或多或少获得一定益处，这也是中国肿瘤患者的一个特色。那么，在疾病的什么时机采取中医药治疗效果最好呢？中医药治疗肿瘤要把握好三个阶段。

一是西医治疗的同时联合中医药治疗，以减少手术和放化疗导致的恶心、呕吐、乏力、骨髓抑制等不良反应。针对治疗中伴随的一些不良反应和损伤，中药也发挥着不可替代的作用。例如，肿瘤患者放疗过程中往往会出现局部皮肤疼痛、溃疡等放射性损伤，症状严重的甚至不得不终止放疗。在临床上给患者使用的特色中药外用制剂，只要抹上就可有效减轻皮损，帮助患者完成放疗。另外，进行内分泌治疗的乳腺癌患者配合服用中药，可以明显改善内分泌治疗带来的骨骼、肌肉、关节疼痛、僵硬及功能下降等症状，提高患者生活质量。

第二个阶段是在全部完成西医的规范化治疗（早期肿瘤患者在手术和放化疗）之后，中药的介入，一方面能够缓解放化疗后的一些常见症状，另一方面可以在一定程度上降低远期复发和转移的机会，巩固治疗效果。而且，此阶段，中医药还可通过补益肝肾、兼调脾胃的方法，有效提高患者的消化吸收功能，改善营养状况，增强免疫力，修复治疗时造成的肝、肾等脏器损伤。

第三个是肿瘤的晚期阶段，中医药在延长生命、改善生活质量方面有一定优势。晚期患者要有生活质量，不仅体现在吃得好，还要心情好。如癌痛的患者，中医可采用针灸和穴位贴敷疗法，在有效减轻患者疼痛的同时，释放其精神压力。临床上，遇到悲观低落或情绪紧张的患者，还要采取"话疗"的办法，和患者聊天，患者信任医生了，也就更配合治疗。有时，还会辅助使用一些疏肝解郁的中成药，如逍遥丸、柴胡疏肝丸等，让患者心情舒畅一些。

总之，中医治肿瘤必须讲究规范化、个体化，既不可对中医中药抱有不切实际的治疗幻想，也不该武断舍弃中医药这把治疗"利器"，而要充分发挥中医个体化的辨证论治和医养结合的优势，才是正道。

**乳腺癌中医治疗的六种疗法**

肿瘤治疗过程中中医具有较强的整体观念，往往从患者全身特点加以考虑，而不只是局限在癌症病灶本身。对多数肿瘤患者来说，局部肿瘤治疗不能解决根治的问题，还必须从整体的观点来看待癌症的问题：癌症本身的多中心生长，肿瘤局部治疗的复发或再生长；癌症的转移问题，这也是局部治疗所不能解决的；癌症的全身性异常表现问题：肿瘤局部治疗对全身所产生的影响。由于中医在整体的看待人体和疾病两个方面有它自己固有的特点，因此，在整体肿瘤治疗中，中医有它的长处。

中医改善症状的效果和其他几种治疗方法不一样，中医中药在改善肿瘤症状方面也有它的特长。例如，手术治疗能将癌症切除，但有时会带来术后的功能障碍，也可能出现一些新的症状；放射治疗的副反应和后遗症现象也比较明显；化学药物治疗对消化道和造血系统也会有明显的影响。对这些因癌症引起的各类症状，在服用中药后，常可获得一定的改善。如果癌症本身也因服用中药而好转，则症状常可明显缓解，甚至消失。

乳腺肿瘤如何用中医治疗？

1.**肿瘤治疗之以毒攻毒法**　这是最常见的中医治疗肿瘤的方法，被历代医家在治疗癌症时所采用。利用其开结拔毒的功效，逐步消灭残余的癌细胞，但临床上必须慎重掌握，适可而止。

2.肿瘤治疗之清热解毒法 清热解毒法是治疗恶性肿瘤最常用的法则之一。在中、晚期乳腺癌患者中，一般多伴有毒热内蕴或邪热瘀毒的症状，此时本法可与其他方法结合治疗，多获良效。

3.肿瘤治疗之活血化瘀法 中医专家认为，肿瘤与瘀血有关，瘀血是乳腺癌的病理病因之一。活血化瘀药的应用，不但能改善乳腺癌患者的"高凝状态"，使癌细胞处于抗癌药物及患者自身免疫活性细胞抑制之下，而且能降低血小板凝聚，减少肿瘤的转移，有利于癌症的控制和癌灶的清除。

4.肿瘤治疗之扶正祛邪法 根据中医理论，人体正气亏虚时，体内的邪气就会凝聚在一起，合成致病因子，使身体患病，进而导致乳腺癌的发生，并使肿瘤得以浸润、扩散和转移，所以扶正祛邪是治疗乳腺癌的根本方法之一。

5.肿瘤治疗之软坚散结法 中医理论指出，对坚硬如石的肿瘤，"坚者削之""结者散之""客者除之"。此法已普遍应用于临床。与其他疗法结合，可增强消除癌瘤的效果。

6.肿瘤治疗之化痰祛湿法 许多肿瘤是痰湿凝聚所引起，因此，化痰祛湿法在肿瘤中医治疗中占有重要地位，它可减轻症状。

 **乳腺癌康复期是否应长期服用中药**

癌症患者进入康复期后，多数人会服用一段时间中药，一为促使身体康复，二是防止复发，这几乎已经成为广大中国癌症患者的惯例，无可非议。医保对西药的应用，不但应掌握其适应证，对剂量、疗程均有严格的规定及相应的审核制度，稍不注意就遭罚处。而对中药或许是贯彻中医药政策缘故，就宽厚多了，即使服药经年，也报销不殆。

这的确是一颇令人思量的难题，而原因就在于有关中医治疗设计比较严密的前瞻性研究的临床科研工作太少了，以致至今拿不出有"证"可"循"的依据。尤其当国人提出为何美国的各种常见肿瘤的5年生存率几乎均优于我国时，更使中医药工作者哑然，因为西方人可是从不服用中医汤药的。中医同道中多数人认为一般服中药半年为宜，除非有需要调理的病症，否则不宜长服。当问及有何依据时，则被告知个人经验而已。

衷心希望中医界的有志之士及相关领导部门就此问题认真地开展临床科研，这不但有助于祖国传统医学在国际学术界的地位提升，也是一项有利于节约卫生资源、减少浪费的善举，更对推动科学的循证医学观点有益。

这里值得一提的是，千万不要忘了"是药三分毒"这一流传甚广的谚语，我们必须纠正中药是"无毒的植物药"这一认识上的误区。数年前，北京某著名中医铺以"青木香"代替"广木香"，致使服药者罹患"肾曲管间质炎"及"肾盂癌"，甚至因此而伤身，或因肾衰竭须终生透析者不乏其人。这一惨痛教训我们不该忘记，应引以为戒。现今已知不少植物均含有对人体有害的物质，绝非人们想象的那么安全，尤其现今的中药材是否如此"地道"？原产地、采摘季节、炮制方法等是否还需要强调？是原药还是替代品等均值得推敲。

祖国医学的精髓是辨证施治，平衡阴阳，即使应用补药也唯有"虚"才能进"补"，过之则有害而无益。补药尚且如此，更何况其他攻伐之品，岂能服药经年而不受其害？

据此，建议广大的乳腺癌康复者在术后1年已完成放、化疗等各项基本治疗，一般状况尚佳，除雌激素受体阳性者尚须继续服拮抗剂外，宜早日回归社会，可参加有利康复的各项活动，而不再服用针对肿瘤治疗的药物。

 **中国抗癌协会关于中西医结合治疗乳腺癌的观点**

中国传统医学（简称"中医"）博大精深，历史久远，讲究一个"调"字。换句话说，中医的精髓就在于内外协调、阴阳协调、五行平衡，讲究的是全面调理，而并非仅局部病变调理。所以人们说中医治本，标本兼治。

那么，中医在治疗乳腺癌方面又有哪些功效呢？

根据历代和现代医家论述，乳腺癌在祖国医学历史文献中被称为"乳岩"。祖国医学认为："毒邪"是贯穿乳腺癌发生、发展和转移始终的病因和病理产物；"六淫伏毒"和"七情郁毒"是乳腺癌发生的两大主要病因；"癌毒内生"是乳腺癌发生的核心变化；"痰毒瘀结"是乳腺癌发展的核心病机；"余毒未清"是术后的主要病机；

"余毒旁窜"是术后复发转移的关键病机；"散结解毒"
是术后抗复发转移治疗的重要治则。祖国传统医学通过调
整人体的气血阴阳，扶正软坚，散结祛毒以达到标本兼治
的目的。

中国抗癌协会传统医学委员会的专家们介绍了如下几点
中医中药对乳腺癌治疗的好处。

**1.减少手术并发症，增进术后患者体质的恢复**

乳腺癌术后患者多出现脾胃虚弱、气血亏虚等现象，因
此中医治疗主要以健脾和胃、益气养血为主。中医药在促进
乳腺癌患者术后的体质恢复、加快伤口愈合、改善术后上肢
水肿等方面有一定疗效。

**2.减轻放化疗毒副反应**

在乳腺癌的治疗中，放化疗是重要的治疗手段，但它也有
一定的副作用，如白细胞减少、恶心呕吐、厌食、疲劳、
口腔溃疡、心悸、肝功能损害、放射性肺炎、放射性皮
炎等。中医认为，放化疗法的不良作用为"火热之毒"，
损伤人体气血、津液，伤及人体的五脏六腑。治疗常以养
阴、清热、健脾生津为大法，可以减轻骨髓抑制、消化道
反应、放射性肺炎及心脏毒性，并促进局部皮肤、口腔黏
膜损害的愈合等。

**3.减轻内分泌治疗的副作用**

中药及针灸治疗能够在一定程度上减轻内分泌治疗带来
的潮热、盗汗、失眠等副反应，从而提高患者的生活质量，
有效地缓解症状。

**4.减毒增效作用**

中药在增强放化疗、内分泌治疗方面，能够提高患者的免疫功能，使白细胞下降不明显，是理想的化疗辅助治疗。

**5.防止复发转移**

控制乳腺癌术后复发转移是乳腺癌治疗的一项重要课题。通过近些年的研究表明，中医药治疗在控制高危人群的复发转移率方面显示了较强的优势。中医中药疗法是乳腺癌术后抗多发转移一种不可或缺的治疗方法，目前中医药正朝着应对晚期乳腺癌的方向发展。

**6.提高患者的生活质量**

"带瘤生存"是指乳腺癌患者经过中医治疗后，常见的癌性症状（如乳腺疼痛、乳头溢液、皮肤改变、腋窝淋巴结肿大等）消失，有效地抑制了癌细胞的扩散，使患者的病情长期稳定并趋于好转，从而可进行独立的工作和生活。换句话说就是，机体免疫的保护功能大于肿瘤扩散的能力，致使癌细胞长期静止、休眠，使患者处于临床治愈的健康状态。中医中药可以治疗乳腺癌晚期引起的各种症状，缓解乳腺癌患者的疼痛，控制癌细胞扩散，从而大大提高患者的生存质量。

**7.用中医中药治疗可以减少患者对癌症复发的恐惧感，有利于患者坚持长期治疗并提高治疗的依从性**

中西医结合，两种治疗方法彼此扬长避短，优势互补，必然能够使肿瘤患者最大程度恢复健康。除了积极的药物治疗之外，中医关于养生方面的理论和实践也颇为重要。例如"调整七情"，七情是指过度的喜、怒、忧、思、悲、恐、惊七种情志刺激，患者应该尽量避免，使身体的免疫机能处于良好的状态；"谨和五味"，指的是患者要合理饮食，避免偏食过于酸、苦、甘、辛、咸的食物，保证良好的饮食习惯；"谨防五劳七伤"，指的是进行适当的体能锻炼，保持良好的生活起居习惯。另外，患者还要持有积极的生活态度和与病魔斗争的信心。相信随着医学的不断进步，肿瘤性疾病最终将被人类征服，人类的生命之花必然更加艳丽！

# 第七节　乳腺癌的心理治疗

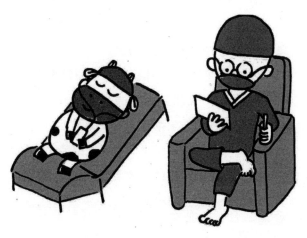

心理治疗

**情绪器官——乳腺**

乳腺癌发病居女性恶性肿瘤首位，远高于其他恶性肿瘤。全世界每年约有130万人被诊断为乳腺癌，约40万人死于该病，大部分乳腺外科医生都有类似的经历：在诊治过的乳腺癌症患者中，存在相当多女性长期生活在心理抑郁或焦虑中，这就会增加她们罹患乳腺癌的风险。大量临床资料也表明，乳腺疾病的治疗和各种心理疾病息息相关。现代医学研究亦表明，30%～75%乳腺癌患者发病与心理因素、生活境遇等有关。实际上，社会心理因素对人们健康的影响比以往我们想象的更广泛、更复杂。

1.门诊就诊因乳腺疾病的存在导致心理问题的人群可分为以下几种类型。

（1）主观上的不适造成的心理恐慌：这一部分女性长期经受着乳房疼痛的困扰，明白乳房是癌症高发部位。存在高度焦虑，认为自己可能患有乳腺癌。而疼痛引起的惊慌、焦虑是患者就诊的主要心理驱动力。

（2）参加乳腺疾病筛查体检引起的短暂焦虑：有近一半的女性在单位每年一次的体检中发现乳腺增生、结节或恶性肿瘤而就诊，这其中乳腺增生患者没有明显的焦虑，她们大部分人都知道乳腺增生是常见问题，而结节和怀疑恶性肿瘤的患者还是表现出了不同的焦虑情况，她们会因担心结节是恶性的而寻求专业医生的帮助。

（3）因乳腺疾病需要做手术活检的女性：其焦虑水平会持续较高，直至知道活检结果，她们的焦虑水平才能降到一般人的水平。这一部分妇女，无论是在门诊还是在手术室都有相关信息的需求，最重要的是想知道她们的检查报告是否恶性。哪怕是良性结果，一些女性也不能消除焦虑。这些女性往往有较高水平的健康焦虑、感知压力、对乳腺癌治疗的恐惧和一般性焦虑。

（4）推迟就诊的患者：部分收入低、受教育少的年轻女性，以及有乳腺癌宿命论观点的女性会延迟就诊和寻求帮助。另一部分妇女因为风险意识低以及不在意乳房症状，缺乏相关的乳房自我检查和乳腺相关疾病知识而延误病情。

（5）疑似乳腺癌及乳腺癌确诊治疗患者：面临实施手术的相关问题，女性身体重要部位缺失、家庭关系协调、社会关系及个人如何面对和接受这种情况的改变，对于个人生存的风险评估等，都处于混乱状态，甚至有些患者还会因为经济上的一些局限，影响其对治疗效果的期许。综合因素造成这一部分女性患者长期处于高度焦虑、抑郁状态，时间久了会造成她们社会功能的损害。

2.心理异常是乳腺疾病的重要原因，精神刺激是乳腺癌发病重要的危险因素，对人群发生乳腺癌的影响比较大。

（1）心理社会学因素：许多乳腺癌的病例对照研究发现，精神创伤，不幸生活事件，性格孤僻、抑郁、焦虑、易激怒、爱生气等不良心理和精神因素，缺乏社会支持和消极应对方式，都对乳腺癌的发病有促进作用。另外，有大量国内外研究支持经历过多的应激性生活事件及伴随的烦恼、焦虑、疲倦和抑郁情绪，是乳腺癌发病的重要危险因素之一。

（2）个体心理因素：焦虑、抑郁情绪和性格特点、婚姻质量、社会心理与精神因素对女性乳腺癌发病的影响受到广泛的重视。众多医学资料表明：抑郁可以损害监视癌变的免疫系统，有学者指出"抑郁与癌症并存"。抑郁能使下丘脑−垂体−肾上腺轴，特别是糖皮质激素和褪黑素的昼夜变化节律遭到破坏。

目前病因学研究认为，多种因素综合作用可以导致乳腺癌的发病。不管是疾病引起的心理问题还是心理问题引发的乳腺疾病，减少和降低生活事件致癌作用和危害程度是预防乳腺疾病的一种新途径。从根本上降低乳腺癌发生率的高效干预策略的制定，也是一个包括生物学、流行病学、心理社会社会学、行为学和经济科学在内的多学科协同的模式。具体可采用的方法包括：减少心理应激，增加社会支持、社会交流，采取积极有效的应对方式、宣泄，传授防御技巧，了解乳腺相关知识，调整心态等。

### 情绪坏容易得乳腺病，单身很伤女人乳房

统计数据显示，我国乳腺癌的发病率以每年3%左右速度快速增加。乳腺癌距离女性并不遥远，如果能够悉心呵护好自己的乳房，从生活方式上加以改进，就能把威胁乳腺健

康的因素"拒之门外"。

1.情绪坏容易得乳腺病　出门诊时，经常听到女性朋友这样抱怨，"我最近心情很不好，烦死我了。"这个时候我总是要告诉她们，坏心情和乳腺病就像远房亲戚，稍不注意就会走得很近。都市年轻女性面临激烈的竞争压力，精神长期处于应激紧张状态，导致情绪上的不稳定，从而影响激素水平和内分泌情况，长时间的抑郁更是如此。而乳腺疾病，如乳腺增生、乳腺纤维腺瘤，甚至是乳腺癌不但与这些因素有关，而且复发率较高。因此，女性朋友要学会调节不良情绪，并培养快乐轻松的生活方式，开怀大笑、与人倾诉等都是减压的好办法。良好的家庭生活和人际交往能有效减压。平时多到户外接触阳光，回归大自然，有益身心健康。遇到不愉快的事情，深呼吸、听音乐或者找人倾诉，都可以使不良情绪化解，避免在体内郁积，成为诱发乳腺疾病的隐忧。

2.单身不利乳房健康　统计发现，单身女性发生乳腺癌的危险为已婚者的2倍，丁克族以及头胎生育在30岁以上等不利因素也会影响乳房健康。首先，和谐的性生活能调节内分泌、刺激孕激素分泌，增加对乳腺的保护力度和修复力度。当然，性爱也会刺激雌激素分泌，不过受孕激素控制，不会出现乳腺增生。另外，性高潮刺激还能加速血液循环，避免乳房因气血运行不畅而出现增生。生儿育女也有利于乳腺健康，妇女分娩后坚持母乳喂养，能保持乳腺通畅。若极少哺乳或从未哺乳，就容易导致乳房积乳，从而增加患乳腺癌的危险。所以，建议那些大龄女性朋友，还是早点结束单身生活吧。婚后也不要随意延迟生育时间，及早生下宝宝并母乳喂养，甚至与孩子的相处、共同成长都可以促进女性心理健康，进而利于乳腺健康。

除上述因素外，家族遗传、反复人工流产、乱用激素药物、高脂饮食、作息不规律等都是乳腺病的高发因素。还有些女性不愿意母乳喂养，佩戴乳罩过紧或过松，失去保护乳房的作用，也会增加乳腺的发病概率。

 **乳腺癌患者如何进行"减压"**

有一位总裁才三十多岁，就查出了乳腺癌，又一个能干的女人在最好的时光罹患这种病，这和她承受的精神压力有直接关系。当一个人处于中医所说的肝郁状态时，也就是情绪总处于抑郁、憋闷或者紧张状态时，她体内的雌激素就会处于高位。凡是手术后雌激素水平过高，或者雌激素受体过高的乳腺癌患者，往往都表现为肝郁症状，她们总是心里不舒畅，像憋了股火。而这一类人比其他无肝郁、情绪轻松的人，乳腺癌复发的可能要高。肝郁—雌激素—乳腺癌的规律，早在古代中医医籍中就有记载了，乳腺癌是精神压力过大引发出来的。

清代名医虞抟的《医学正传》中对乳腺癌的记载是："乳岩，多生于忧郁积愤中年妇女。"乳岩，就是乳腺癌，古人也发现，肝郁的女性更容易得乳腺癌。而肝郁又常是女人由个性导致的体质特点，所以才有"女子以肝为先天"的说法。女人一方面需要肝血的濡养，另一方面还需要保证肝气不郁。和我们的祖先相比，现代女性肝郁机会更多、程度更深，社会竞争的压力增加了现代女性肝郁的可能。

日常生活中减压方法推荐：

1.倾诉　倾诉可取得内心情感与外界刺激的平衡，去灾免病。当遇到不幸、烦恼和不顺心的事之后，切勿忧郁压抑，把心事深埋心底，而应将这些烦恼向你信赖、头脑冷静、善解人意的朋友倾诉，自言自语也行，对身边的动物讲也行。

2.旅游　当一个人心理不平衡、有苦恼时，应到大自然中去。山区或海滨周围的空气中含有较多的负氧离子，负氧离子是人和动物生存必要的物质。空气中的负氧离子越多，人体器官和组织所得到的氧气就越充足，新陈代谢就越旺盛，神经体液的调节功能也随之增强，有利于促进机体的健康。身体愈健康，心理就愈容易平静。

3.音乐　听好歌，听轻松愉快的音乐会使人心旷神怡，沉浸在幸福愉快之中而忘记烦恼。放声歌唱也是一种气度，一种潇洒，一种解脱，一种对长寿的呼唤。

4.读书　读自己感兴趣的书，读使人轻松愉快的书，捧住一本好书，就会爱不释手，尘世间的一切烦恼都会抛到脑后。

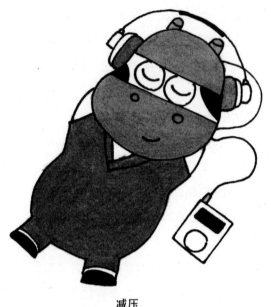

减压

 **乳腺癌患者术后如何保持好心态**

手术之后，患者及家属往往都想急于知道病理结果如何，有没有扩散，术后要不要化疗、要不要放疗，以后患者还能不能上班等一系列的问题，就像小孩子刚考完试就急于想知道成绩一样焦虑。这时候拥有一个良好的心态就尤为重要了。

1.学会等待 作为患者和家属，我们要对等待时间有一定的了解。

医院每天都有大量的手术，手术之后切除的标本都要送病理科进行检查，一般标本被固定液体浸泡24小时后才能开始进行下一步的化验。就乳腺癌而言，除了一般的切片染色外，还需要10多项的免疫组化染色。每位乳腺癌患者都可能有上百张的病理切片，病理科医生对每张切片都需要认真阅片，写出初步报告，然后再将切片交给上级医生审阅，由上级医生对初步报告进行核实、修改后再给出最后的病理报告，这个过程一般需要7个工作日左右。报告回报后一般也需要1周之后再进行后续治疗。在等待的过程中，患者应放松心情，安心休养，积极配合治疗，使身体尽快恢复到术前的状态。而作为患者家属，除了基本的护理外，也应该对患者加强心理疏导，多与患者聊天，让患者听听音乐，减轻其焦虑情绪。

**2.积极面对问题** 乳腺癌术后，女性患者往往面临不可逃避的两个问题，即如何调整夫妻关系以及如何重返工作岗位。乳房作为女性标志的部位之一，在夫妻生活中扮演着重要角色。对于年轻的患者而言，卧病在床并不是她们的追求，如何抵抗住同事的异样眼光和重返工作岗位，是她们必须面对的现实问题。往往女性朋友都难以面对越来越差的夫妻生活及同事略带异样及怜悯的目光，甚至产生自卑倾向。由此可见，我们需要给予乳腺癌患者的不仅仅是最好的身体治疗方式，还要帮助她们进行术后心理疗伤。

（1）处理夫妻关系，互相沟通理解。其实，临床上很多乳腺癌患者往往陷于自我担忧与自卑之中，可能出于对女性自我的认同，以及对于来自丈夫关注的夫妻生活问题。首先，很多女性在失去女性这一标志时可能不再有勇气挺胸抬头去面对丈夫，而此时丈夫应给予一定的理解，最好进行深入的促膝长谈，将妻子的焦虑打消；其次，乳癌患者可能会引发烦躁的心理，乱发脾气，这只会更加凸显她想要被保护、被关心的脆弱心理，而丈夫的不离不弃，会让她觉得是一个值得依赖的港湾，这样就更加有勇气去面对疾病。

（2）积极重返职场，避免焦虑心理。对于乳腺癌幸存者而言，虽然治疗效果不错，但是自身的免疫功能会出现大幅度下降，对于是否应该重返职场，此时需要避免两个极端。一是感觉自己像个瓷娃娃，什么都不敢做；二是觉得自己已经完全恢复，可如以前一样努力的投入到正常工作中。两种做法都可能产生极端结果。消极面对，可能会造成患者心理的愈发焦虑，永远小心翼翼地生活，心中的担忧会愈发沉重，反而对身体恢复不利。相反，好强的女性不甘心已有事业这样凋零，术后仍然从事高强度工作，同样也对身体复原不利，甚至可能复发。

（3）正确面对复发，积极做好护理。临床资料显示，乳腺癌有一定的复发率。因此，有些患者往往会处于一种火山时刻可能会爆发的不安感。其实，乳癌复发率并没有那么高，对于患者而言，术后需要保持愉快的心情，并且做好日常保健，如正常饮食、定期自检及适量运动等，对于身体的恢复有着重要作用。

**3.调整好心态**　乳腺癌患者要正确认识疾病、面对疾病，保持积极乐观的心态，一定不要被病魔吓倒。现整理几种自我调整、保持良好心态的方法，希望能帮到大家。

（1）深呼吸：当烦躁、焦虑、害怕时，做几个深呼吸，可以调整心情。

（2）转移注意力：当心情不好时，有意识地转移注意力，做一些自己喜欢的事情，当专注一件事情时就不会胡思乱想。

（3）放松：可通过放松训练使全身心放松，比如散步、游泳、洗热水澡、做操、听音乐、静坐等。

（4）适当宣泄：适当的宣泄是十分必要的。当心理压抑时，可以向知心朋友、家属诉说或是大哭一场，或通过记日记的形式将其写出来，或者通过跑步、打球、拳击等方式来发泄心中的烦恼和痛苦。

（5）冥想：情绪不好时，会更容易感觉到身体状况不佳。当乳腺癌患者感到疲劳、压力大或不安时，会觉得自己的身体变得更糟了。有文章指出：冥想可有效控制乳腺癌治疗过程中常见的情绪失控。

（6）良好睡眠：良好睡眠是保证身体健康的重要因素。成年人每晚应有7~9个小时的睡眠。获得足够的睡眠能提高患乳腺癌后的生存率。一项研究发现，平均每晚睡眠不足5小时的女性因乳腺癌死亡的可能性是每晚睡7~8个小时的女性的1.5倍，也就是说睡眠不足会损害健康。

→ **生病的经验，是让人一步步懂得满足**

俄国作家契诃夫说过："如果你手上扎了一根刺，那你应当高兴才对，幸亏不是扎在眼睛里。"原以为这只是一种幽默的调侃戏谑，后来才发现，其实这也是一种达观的生活态度和人生智慧，且为许多贤达俊杰所膺服。

曾任美国第32届总统的富兰克林·罗斯福家中失窃，损失惨重，朋友写信安慰他，罗斯福回信说："亲爱的朋友，谢谢你的安慰，我现在一切都好，也依然幸福。感谢上帝。因为：第一，贼偷去的是我的东西，而没有伤害我的性命；第二，贼只偷去我部分东西，而不是全部；第三，最值得庆幸的是，做贼的是他，而不是我。"我国作家史铁生曾写道："生病的经验是一步步懂得满足。发烧了，才知道不发烧的日子多么清爽。咳嗽了，才体会不咳嗽的嗓子多么安详。刚坐上轮椅的时候，我老想，不能直立行走岂不把人的特点搞丢了？便觉天昏地暗，等又生出褥疮，一连数日只能歪七扭八地躺着，才看见端坐的日子其实多么晴朗。后来又患尿毒症，经常昏昏然不能思想，就更加怀恋起往日时光。终于醒悟：其实每时每刻我们都是幸运的，任何灾难前面都可能再加上一个'更'字。"他们实际上都是在为幸福画底线，每个人具体情况不同，底线也就各有不同。

幸福其实就是一种感觉，一个总是觉得很痛苦的人，往往就是把幸福的底线画得太高的人，期望值过高，欲望太大，结果与现实产生较大差距，于是痛苦就降临。譬如说，一个把幸福底线画在得诺贝尔奖上的作家，志向固然远大可敬，但他这一辈子都很难有幸福感，因为这种机会太渺茫了；而一个经常发表小豆腐块文章的业余作家，却常常志得意满，感觉良好，因为他的底线是文章能发表就是幸福，不拘长短。一个把幸福底线画在富可敌国上的"大款"，很难心想事成，自然也就无法快乐，哪怕他已经富甲一方，反倒不如那些出大力挣小钱的民工心情愉快，了无挂碍。所以，腰缠万贯的富翁未必就比家境小康的农夫幸福，身居高位的显贵不见得就比街头的小摊贩幸福。归根结底，就是因为他们幸福底线不同，一个画得太高，很难实现；一个画得较低，很容易达到。退一步说，当你遇到灾难和不幸时，适度地降低一下幸福的底线，也有助于调整心情，渡过难关，坦然面对生活。

　　总之，倘若我们能够学会把幸福底线画得低一点，实在一点，离自己近一点，稍许努力便可以实现，这样，你便每天都能感到幸福，幸福就在身旁。

# 第八节　乳腺癌的康复治疗

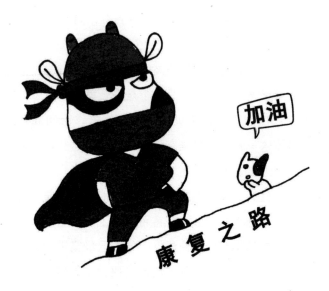

 **乳腺癌患者的长期康复计划表**

　　当得知自己患了乳腺癌时，绝大多数患者会经历一个

"难以接受"期，然后无奈"面对现实"，接着就是紧锣密鼓的手术、放化疗期。治疗一结束，特别是两三年过后，很多乳腺癌患者就认为"治疗已完成"或是"我已经好了"，而与医院说拜拜了。其实，乳腺癌康复需要有长期管理的意识，有些乳腺癌在5年后仍有复发高峰期，这里为乳腺癌康复的制订了长期计划表，告诉乳腺癌患者在不同的时间段里，检查、治疗、康复等方面都应该有哪些不同的侧重点。

1. 0~1年

（1）手术：一旦确诊为乳腺癌，在接下来的一年里，患者从心理和生理上都会经历过山车一样的波动。对于早期的乳腺癌患者，手术是最主要的治疗方法。在保证疗效的同时，现在越来越注重提高患者的生活质量。例如，根据病情的严重程度和患者的个体情况选择保乳手术；对于不能够保乳的患者，也可以在切除乳房的同时进行乳房重建，重塑患者的美丽。术后很多患者继续接受化疗、放疗和内分泌治疗，以减少肿瘤的复发。具体选择哪种后续治疗，要根据具体的分型。目前国际上将乳腺癌分为4种类型，分别为管腔A型（内分泌治疗敏感型）、管腔B型（内分泌治疗部分敏感型）、HER2阳性型（化疗／靶向治疗敏感型）和三阴性型（化疗敏感型）。当得知自己患乳腺癌时，绝大多数患者会经历一个"否认"期，包括不愿相信、恐惧和焦虑。有的患者能迅速过渡到"面对现实"期，有部分患者却迟迟不能面对，甚至会发展为抑郁。手术后，身体受到的创伤使患者进入第二次心理的谷底。化疗及其他后续治疗可能带来的脱发以及皮肤变差等问题也可能给患者极大的心理困扰。这些需要家人和朋友的支持和理解，多和已经康复多年的"过来人"交流帮助非常重要，必要时可以寻求心理专业人士的帮助。

（2）康复与护理：手术后的患者很多都是带管出院的，出院后对引流管和伤口的护理非常重要，护理不当可能引起感染。针对手术和放疗后的部分患者可能出现的淋巴水肿，医护人员会教给患者一套康复操，患者回家后一定要坚持练习，以利于水肿减轻。

（3）易感基因检测：如果患者发病时年轻或家族中有2个以上乳腺癌患者，有可能需要进行乳腺癌易感基因检测。如果携带有易感基因，则提示对侧乳房癌的风险高，在今后要特别注意监测。

2. 1~3年

（1）后续治疗：对于仅接受放疗、化疗的患者多已完成主要治疗，靶向药物治疗和内分泌治疗很可能仍在继续。长期治疗带来的副作用也可能逐渐出现，很可能需要针对副作用进行相应治疗，以减轻这些患者的不适。

（2）及时复查：大多数乳腺癌类型在术后2~3年是复发的高峰期。因此，这期间患者要坚持每3~6个月到医院进行专科复查，如超声、钼靶等。在这期间，也可能发生其他脏器的转移，最常见的转移部位是骨、肝和肺，也要进行必要的检查。接受内分泌治疗的患者可能出现骨质疏松和妇科情况，应定期接受骨密度和妇科检查。

（3）功能锻炼与运动：功能锻炼有助于患者肢体功能

的恢复，可以帮助她早日恢复正常的生活及工作。一般认为
放化疗结束后即可回归工作。回归工作可以"转移"患者本
人对疾病的过度关注，也可以转移家人对她的过度关注。但
要注意的是，工作时要避免熬夜及长时间加班，作息的不规
律及精神的紧张不利于疾病的康复。

(2) 生活干预：密集的治疗结束后，绝大部分患者的体
力会逐渐恢复，还可以恢复性生活。建议她们在体力许可的
情况下，坚持锻炼保持适中体重的同时还能预防骨质疏松。

3. 3～5年　对于HER2阳性型和三阴性型乳腺癌患者，
平安度过2～3年那个复发高峰后，再复发的概率明显降低。
但是对于管腔A型和管腔B型的患者来说，在5～6年仍有一
个复发小高峰，因此仍不能放松警惕。每半年到1年仍需复
查。各种类型的患者都存在转移的风险，针对头颅、肺、
腹腔脏器的检查仍是必要的，并要留意是否有骨痛等不适。
管腔A型和管腔B型患者的内分泌治疗一般会建议坚持至少
5年，但有新的研究认为，这两种分型的乳腺癌在5～6年时
出现复发的小高峰可能与停药有关，部分患者建议将内分泌
治疗延长到10年。运动不拘泥于形式，贵在坚持，每周不少
于3次，每次不少于30分钟。很多乳腺癌患者此时会关注饮
食，从西医的角度看，并没有什么需要忌口的，但要注意避
免食用可能含雌激素的食物和补品，如雪蛤、蜂王浆等。年
轻有生育要求的患者，也可以与主诊医生商讨生育问题。

4. 5年后　管腔A型和管腔B型的内分泌治疗建议继续进
行，部分患者需要坚持10年。预防复发和转移：对于绝大部

分乳腺癌患者，过了5～6年这道坎后，基本处于低复发风险，但进行年度健康体检仍是有必要的。

很多女性患者通过规范的诊治，能够获得长期治愈，重获新生。保持积极乐观的心态，坚持运动，避免肥胖，避免摄入含雌激素食物，对于乳腺癌康复者，是贯穿终生的原则。

 **乳腺癌术后上肢功能康复的三大黄金阶段**

乳腺癌患者术后上肢功能康复训练应分阶段进行，遵循尽早开始功能锻炼且循序渐进的原则。具体建议如下。

### 第一阶段

时间为术后1～7天，此时伤口未愈合，患者尚未拔除引流管。本阶段以指关节、掌指关节（手掌与手指连接的关节）功能训练为主。以不感觉劳累为宜，注意观察患肢有无肿胀、疼痛、麻木等症状。

**1.术后24小时内** 握拳、伸指、屈腕、旋腕运动。注意肩关节内收固定，活动手指及腕部。

（1）握拳、伸指：平卧于床上，患侧五指轻轻用力伸直，再轻轻用力握拳。或握紧橡皮球，持续2秒，然后放松。

（2）屈腕：患侧五指握拳，轻轻用力伸屈腕部。

（3）旋腕：五指握拳，旋转一周。

**2.术后1～3天** 在第一组功能锻炼基础上，增加伸屈肘关节、向心性按摩、深呼吸运动。注意肩关节要内收固定。

（1）伸屈肘关节：五指握拳，用力屈肘至肩部再伸直。

（2）向心性按摩：健肢轻按患肢外侧，从手肘开始，由下至上轻按至肩部。

（3）深呼吸运动：坐位，用鼻子缓慢深吸气后用嘴缓慢呼气。呼吸时双手放在胸部感受胸廓的上抬和放松。

3.术后3~7天　在第一、二组功能锻炼基础上增加颈部运动"米"字操。注意肩关节内收固定，坐位。头部分别做前屈、后伸、左右侧弯旋转运动。

## 第二阶段

时间范围在术后7~14天。此时皮瓣已长好，伤口绷带已拆除，引流管已拔出，确认伤口无积液。本阶段以肩关节内收、前屈、后伸、外展运动为主，其角度大小可视实际情况而定，但以肩关节抬高不超过90°为宜，以免过度拉扯伤口，影响正常恢复。

1.肩关节活动　坐位或立位，肩部在水平面上做缓和的向内和向外旋转。

2.旋臂运动　站立位，上身不动，患侧上肢自然下垂，患侧以肩部为轴，用力旋前，再旋后。

3.摆臂运动　站位，身体前倾，健侧上肢扶于床边，患肢自然下垂，做前后钟摆样动作。

4.正面手指爬墙活动　患者面对墙壁站立，患侧手伸直，肘关节微屈，指尖抵墙面，手指缓慢向上爬，使双臂保持平行。肩部出现疼痛时不再往上爬，深呼吸后，缓慢向下爬。

5.侧面手指爬墙活动　患肢站立位，患侧靠墙，肩外展，患侧手伸直肘关节微屈，指尖抵墙面，缓慢向上爬，腋下出现疼痛时不再往上爬，深呼吸后，缓慢向下爬。

**6.伤口按摩** 全乳房切除的患者，伤口部位会出现紧绷、僵硬、不适，此时，把伤口分成上中下三个部位来进行按摩。

## 第三阶段

时间为从术后15天起。本阶段康复训练可延伸第二阶段的动作，但动作幅度需加大，使肩关节的各向活动尽可能地恢复正常。同时可新增以下动作，加强肩关节功能训练。

**1.甩手运动** 双前臂向前平举，然后由前向后下方摆动。

**2.扩胸运动** 两手抬至胸前平屈，向两侧用力展开。

**3.划臂运动** 患者站立，双手放于身体两侧，以肩为轴，在腹部交叉向两侧展开再向斜下，360°重复进行。

**4.上肢旋转、后伸运动** 锻炼时应抬头挺胸，患肢先自然下垂，五指伸直并拢，自胸前逐渐抬高至最高点，由身体外侧恢复原位，再后伸还原。

## 注意事项

1.功能锻炼以自主锻炼为主，制订个体化锻炼计划。

2.肩部活动强度以不产生明显疼痛为限，量力而行，以不感到疲劳为度。

3.避免患侧上肢过度劳累及下垂过久，引起肢体肿胀。

4.凡有下列情况，需适当延迟活动肩关节，并减少活动量：

①腋下积液，皮瓣未充分贴合者。

②术后第3天腋窝引流较多，>60ml/24h者。

③近腋区的皮瓣较大面积坏死或植皮近腋窝者。

乳腺癌的术后功能康复是一个需要长期关注的过程。术后功能锻炼的持续时间应在6个月以上，特别是前3个月对肩关节的恢复尤为重要。

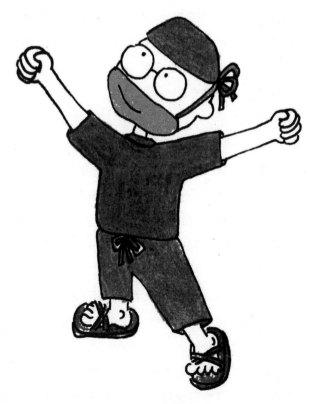

上肢功能

**乳腺癌患者的术后随访**

　　身患癌症当然是一种不幸，但是不幸发生之后，需要的是面对的勇气和克服的信心。乳腺癌从诊断到手术到出院，往往只需要2~4周。但是，乳腺癌的治疗远没有结束，整个治疗周期要半年左右，甚至更长。有的患者觉得手术完了就好了；化疗、放疗都做了，也就不那么上心了。需要说明的是，随访有重大的意义，同样不可忽视。征服乳腺癌，不仅需要勇气和信心，也需要合适的诊疗策略和正确的随访指南。手术和放疗、化疗都是短期的处理，随访是乳腺癌患者健康的长远保障。所谓亡羊补牢，时犹未晚。充分合理的随访，是对治疗的有力补充。

　**1.随访的意义**

　　（1）随访过程包含了治疗过程：手术结束后，患者经过一定的恢复，就接受相应化疗或放疗。做不做这些治疗是医生决定的，每个患者不一定一样。辅助化疗往往需要4~6个月时间，辅助放疗需要1~2个月时间。所以，前半年的随访对医生诊疗决策的实施有着至关重要的作用。有人说，放化疗结束后不就没事了吗？当然不是，后续治疗会根据患者的激素受体情况来决定，有的患者要服用5年甚至更长的三苯氧胺或芳香化酶抑制剂。可见，随访过程包含了各个阶段的治疗过程，随意中断随访会破坏治疗。

　　（2）及早发现同侧复发和对侧乳腺癌：乳腺癌患者不仅存在手术侧胸壁复发的危险，而且对侧乳腺癌的发生率也比健康妇女高很多。虽然大部分胸壁和乳房肿块可以自己检查出来，但仍然需要医生的检查和仪器的诊断。随访过程也是复发监测过程，直接关系到患者的健康。

（3）监测远处转移和第二癌：远处转移指癌细胞转移到远处的骨、肝、肺、淋巴结等器官并恶性增殖，定期随访、全身检查就显得特别重要。第二癌是指其他的癌症发生。这可能与患者本身有关，也可能与放化疗等因素有关。虽然出现机会不是很高，仍然要警惕，及早发现、及早处理。

（4）对医学进步意义重大：癌症还没有在真正意义上被征服，需要不断总结经验，完善诊治。临床医生通过观察患者在手术治疗以后的病情变化，总结经验，才能更好地为今后处理疾病作参考和指导。所以，患者的一次随访虽然微小，却对临床流行病学研究提供宝贵的资料，为临床医生提供了实际经验。医生们及时总结推广，调整策略，使以后的患者大大受益，促进社会医学的进步。

2.随访建议

（1）推荐随访时间：前2年，每3个月随访一次；后3年，每6个月随访一次；5年之后，每年随访一次。如果时间较为紧张，可以调整为前2年每3～6个月随访一次；后3年每6～12个月随访一次；5年后，一年随访一次。

（2）推荐随访项目

①自我检查：每月自行乳房、胸壁和腋窝检查，发现异常及时就诊。

②乳腺钼靶摄片：一年一次。

③B超（包括乳腺、腋窝、腹部脏器和妇科检查）：3~6个月，每次随访时由临床医生决定。

④血常规、血液生化检查：每次随访时由临床医生决定。

⑤骨扫描：1~2年一次，排除骨转移。

⑥CT、MRI（磁共振）：1~2年一次，除非随访中医生认为必要。

⑦CEA、CA15-3：虽然这些指标干扰因素较多，且准确性也不高，但是长期随访中能够保证定期检测或者对转移性患者可以建议进行。

（3）推荐随访医院：具备以上检查项目设备、具备肿瘤专业知识医生的医院。

外科手术是乳腺癌治疗重要的一环，却不是治疗的全部。癌症的治愈不仅需要医生专业的手术、化疗、放疗、内分泌治疗、靶向治疗的运用，更加有赖于患者对疾病的重视和警惕，随访正是基于监测疾病进展的目的。要认识到随访不是患得患失、担惊受怕，而是抱着非常健康的心态去监测问题、发现问题、面对问题、解决问题。亡羊补牢，对于已经患乳腺癌的患者十分必要。通过科学合理的随访，得到必要的检查、及时的治疗，牢牢掌控自己的健康。

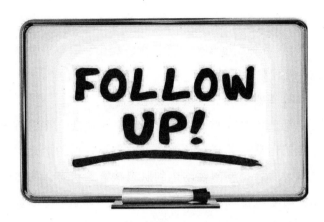

随　访

 **乳腺癌康复人群如何选择运动方式**

社会上有众多锻炼身体的方法，如走步、跑步、游泳、打球、气功、太极拳，以及从国外传进来的瑜伽等。

1.锻炼的好处

（1）锻炼本身增强体质、增强抗病力。

（2）身体运动能够促使大脑兴奋、心理健康，高水平的锻炼本身就强调身心合一，更加有利于心理健康。

（3）持之以恒的锻炼使人的生活很有规律，有利于建立良好的生活方式。

（4）通过锻炼获得人际交往，从中获得信息、友谊和支持，使患者觉得不是在孤军奋战，而是和大家一起对抗癌魔。

2.哪种运动更适合癌症患者锻炼呢?

（1）各种剧烈运动，如快跑、爬山、打球、武术等都不适合癌症患者锻炼。

（2）走步、慢跑、健身操比较适合。

近年来，美国心脏病专家提出一个概念，将锻炼方法分为有氧运动和无氧运动两类，前者指轻松的运动，肌肉不缺氧，后者指剧烈运动达到肌肉缺氧的状态。两者意义不同：后者可提高肌肉的强度及耐力，有助于提高运动成绩。前者被科学试验证实，确实有助于西方发达国家高发疾病，如高血脂、糖尿病、高血压、心脑血管等疾病的康复、逆转，所以这个健康理念一经提出很快风行世界。我国媒体也大力推广有氧运动，尤其推荐的是"走步"，使得这项简便易行的方法得到全国人民推广。受益于此，清晨、傍晚到处可见走步的人，不知减少了多少"富贵病"的发生。

（3）一些娱乐锻炼方法，如羽毛球、乒乓球、门球等。这些运动似乎是寓乐于锻炼之中，使患者身心轻松，但这些对抗性的方法难免使人心浮气燥，对癌症患者的健身效果还不如走步，所以它同样只适合作为癌症患者的辅助锻炼方法。

（4）气功：说到气功抗癌，大家一定会想到郭林新气功，不错！我国北京画院的画家郭林女士在20世纪70年代为了自己抗癌，结合祖传气功武术、中医理论和现代医学对癌症的认识而创造的新气功确实是相当好的锻炼方法。郭林老师身体力行，不但使自己的癌症没再复发，而且不辞辛劳、不顾流言和打击，竭力推广这种功法，挽救了很多被医院放弃的晚期癌症患者。

（5）瑜伽：瑜伽是东方古国印度的传统健身方法，也是人类的优秀文化遗产，由于印度的瑜伽师傅推广到位，它很快被美国人接受，进而风行世界。近些年这个健身方法又传入我国，俨然成为一种时尚运动，得到很多人的喜爱。

瑜伽本身是很好的健身方法，为我国的时尚人士尤其是年轻女性的健康做出了很大贡献。但它的坐式动作多，而癌症患者应该在负氧离子多的室外锻炼，由于瑜伽动作限制，所以建议喜欢瑜伽的患者把它作为室内的主要锻炼方法。

（6）太极拳：在走步等有氧运动被广泛宣传的形式下，有人将太极拳、气功统统归入有氧运动的名下，模糊了太极拳、气功和走步之间的区别。

**3.锻炼方法** 分为三个阶梯。

第一阶梯：外在肢体的锻炼以走步、健身操为主，应作为患者的辅助锻炼方法，要注意的是身心要放松，同时尽量不要心神散漫。

第二阶梯：内在气血的锻炼以具有战斗精神的太极拳、郭林气功及瑜伽为主，应作为患者得癌初期的主要锻炼方法，实现奋力抗击癌魔的目的。每日必须锻炼，体会气血畅通、内脏强健的感觉。

　　第三阶梯：身心合一的锻炼。当我想到有锻炼太极、气功几十年的师傅也会得癌的情况，使我意识到应该有一个比以上两阶梯更高层次的锻炼方法，要将现实生活中的人生观、社会观、大健康观融入到具体的锻炼中去，将癌症心理学的相关理念认识融入到锻炼中去。

　　无论锻炼方法有多么好，锻炼时的状态有多么好，如果思想中仍有诸多烦恼和压抑无法释怀，锻炼结束后又恢复了原来的适合得癌的身心状态，就会大大抵消锻炼的效果。因此，保持一个良好的心理状态尤为关键。

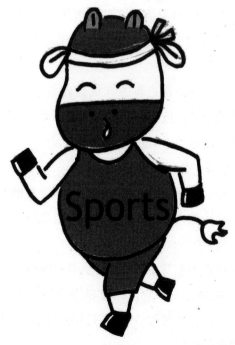

**跑　步**

**如何做称职的乳腺癌患者家属**

癌症的发现大都很突然，患者忙乱、悲伤而且不知所措。很多家属试图上网搜索一些合适的经验，但有用的信息不是很多，因此在漫漫抗癌路中会走很多弯路。特此整理了几点建议，希望给这样处境的朋友以帮助，也希望能让大家知道，癌症没有那么可怕，只要认真生活，也能过得很好。

**1.请确保你自己的身心健康**

患者家属来咨询的时候，我们通常说的第一句话就是："请先照顾好自己。"因为只有家属自己拥有健康的身体，才能给患者提供良好的照顾。刚知道患癌消息的时候，对家属都是晴天霹雳，感情越深，这种伤害往往越大。未来可能面临手术、化疗甚至生死的考验，一时肯定难以接受，所以想哭就痛快地多哭几天。但是，长期伤心是不明智的。这不但是对自己的伤害，更影响了患者的心情和未来的治疗。抗癌是场硬仗，需要大量的时间、体力、意志力及一定的资金储备。所以要陪家人共同战斗，要学会的第一件事就是坚强。要把精力留给这场漫长的战斗，用最乐观的心态去感染患者，只有自己坚强，患者才能有心里支撑，你才能为她做得更多、更好。至于调节的方法，可以尝试慢跑，对心情的恢复很有好处。当需要情绪释放的时候，不要压抑和否认，无论是伤心、抑郁还是绝望，都请尽量寻求帮助，找身边可靠的朋友倾诉，通常可以起到良好的效果。治疗的过程的确很不容易，但走过这段路，就会觉得收获很多，患者和你都成长了，也都更用心地去生活，少了很多烦恼。生命不只有长度，还有宽度，努力和家人一起过好每一天，所以请坚强。

2.要把病情如实告诉患者吗？

这个问题见仁见智，但是如果你有足够的时间陪患者治疗，足够的能力做判断，敢承担责任，那可以考虑不说，或者把该病的严重情况减弱。但这个过程真的太难，所有的压力都在自己身上，而且你要为每项治疗做决定，而且不能失误。撒谎要有技巧，尽量别引起患者的猜测，这样才达到了"善意谎言"的目的。其实说也可以，但一定要注意患者的心情。治疗重要，让患者减轻痛苦尤其是内心的痛苦也很重要。给她更多的爱，多陪伴她，并努力让自己过得好，就是给她最好的支持。

3.请尽量学习相关疾病的科学知识

你需要多阅读一些癌症科普书籍，了解疾病机制，会有哪些症状，将如何发展，有哪些治疗方式，不同的治疗方式可能有哪些副作用等。你武装了这些知识，你就不会因为病情变化而感觉无助，能够跟患者耐心解释病情，减轻她对病情的恐惧。推荐最重要的参考书是NCCN治疗指南，因为国内正规医院治疗是和这本书一模一样的。它是美国权威机构用大量统计数据给出的治疗手册，每年都更新，分不同的病种，如肺癌、乳腺癌、胃癌等，每种病在不同的阶段都有最优的方案。这个手册非常详细，包括手术的要求、化疗的方案、用药的选择、辅助治疗方案等。其次，当你拿不准的时候，就多跑几个医院，找几个好的大夫给你建议，然后再做决定。治疗这件事，如果你能更了解医学，协助患者做更多

的决定，会让患者轻松很多，既不用来回奔波，也可以保留
体力做更好的治疗。

**4.请积极为患者寻求各种方面的帮助**

可以联系其他亲属、单位、团体、互组小组以及宗教组
织等。一来可以减轻你的负担，二来可以让患者得到更多方
面的帮助。特别是对年纪大的患者，对信仰和情感方面的需
求很强烈，年轻人即使不能完全理解，也要多在这些方面给
予帮助。

**5.请正确理解患者的情绪波动**

绝大多数癌症患者的情绪通常都会按顺序经历以下几
个阶段：惊讶（什么？）、否认（肯定是搞错了！）、愤怒
（我做错了什么！）、绝望（没有希望了……）和接受（我
要继续生活！我要打败癌症！）。家属理解这个情绪周期，
才能更好地给予患者有效的支持。比如，当患者悲伤绝望的
时候，经常会拒绝治疗。不理解的人会觉得患者实在是无理
取闹，大家明明在用心照料她，为啥得不到理解和配合？而
事实上，这是绝望情绪下的正常反应。如果家属能理解并帮
助患者尽快度过这段时间，进入"接受阶段"，情况就会慢
慢好起来。理解情绪的波动，还可以更好地帮助家属和患者
之间沟通。比如，患者在绝望期，不愿意浪费钱，拒绝所有
治疗。家属可以说："我知道这个病要花很多钱，而且还不
一定能治好，你可以为我们考虑，大家都很感激。但是作为
和你最亲的人，我们不希望你痛苦，同时希望你能够多陪伴
我们一段时间，你的生命和与我们在一起的时间，不是金钱

可以衡量的。换位思考，如果是你处于我这个位置，也会想尽办法帮我寻求治疗方案。"这样的交流方式，会让患者更舒心，更容易敞开心扉。

希望大家永远积极乐观，热爱生活每一天。让我们一起努力，致敬生命。

# 第九节　特殊类型乳腺癌介绍

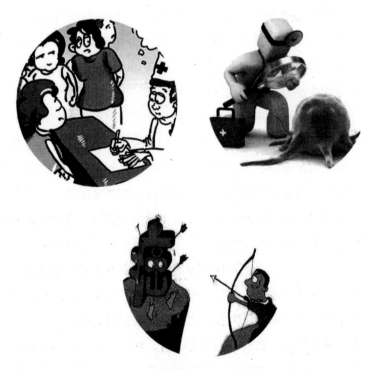

**特殊类型乳腺癌**

**抗击三阴性乳腺癌，你需要掌握的知识**

1.什么是三阴性乳腺癌？

"三阴性乳腺癌"特指雌激素受体（ER）、孕激素受体（PR）及人表皮生长因子受体2（HER-2）均为阴性的乳腺癌，发病率占所有乳腺癌的12%～17%。在以前，HER-2阳性患者预后都会比较差，但是自从有了抗HER2基因靶向治疗药物，整体上改善了HER2阳性患者的预后。另一方面，ER、PR阳性的患者也有针对性的内分泌治疗，唯独三阴性乳腺癌患者目前没有明确的靶向治疗药物。目前国际上还没有针对三阴性乳腺癌有效的治疗指南。因为三阴性乳腺癌不同于一般型的乳腺癌，它找不到一个有特性的靶点。就像打靶一样，目前市场上的药物都有了其针对靶标，"枪手"打多少环且不论，最起码有靶子可打。而三阴性乳腺癌的靶子直接就是透明的，没有枪手看得到它！

2.三阴性乳腺癌的"七宗罪"是什么？

（1）发病年龄早，好发于40岁以下的女性。

（2）细胞分化差、具有高度侵袭性，易转移。

（3）易复发，1～3年是复发高峰期。

（4）无病生存期较短，整体生存率较差。

（5）复发后中位无疾病生存期为1～2年，而转移后中位生存期只有1年。

（6）治疗手段有限，目前尚无被指南批准、推荐的靶向治疗手段。

（7）肿瘤突变频率高，疾病机制研究困难，异质性高，疗效差，容易耐药。

3.为什么三阴性乳腺癌最让医生头疼呢？

答案就是滞后的治疗方案。到目前为止，抗击癌症的药物已经经过了几轮进化——第一代化疗，第二代靶向治疗，第三代免疫治疗。然而三阴性乳腺癌最有效的治疗方案还是停留在第一代的化疗药物上。抗击三阴性乳腺癌，我们一直在努力。三阴性乳腺癌难治，但不代表我们就放弃了研究。迫切的临床研究正在紧锣密鼓地开展。研究发现，三阴性乳腺癌并不只是乳腺癌的一个分支，它还可以细分为6个分型：2个基底样相关亚型（basal-like-related，BL1和BL2），2个间充质相关亚型（mesenchymal M和mesenchymal stem-like，MSL），1个免疫调节亚型（IM）和一个管状雄激素受体型（LAR）。这些更加细致的分型为科研工作者打开了认识三阴性乳腺癌的大门，标志着三阴性乳腺癌研究进一步得到细化，未来会有更多针对性的个体化治疗手段。作为治疗的基础，三阴性乳腺癌的权威分型标准值得期待！

4.三阴性乳腺癌术后怎样进行复发监控？

三阴性乳腺癌患者接受手术后需要定期检查，以便尽早发现乳腺癌复发的踪迹，包括影像学检查，血液肿瘤标志物检测等。新英格兰医学杂志曾经报道，血液循环肿瘤DNA（circulating tumour DNA，ctDNA）检测更加灵敏和准确。这种方法的优势是不需要肿瘤组织就可以了解体内肿瘤的情况，是一种无创检测方法。

**5.三阴性乳腺癌的最新研究有哪些好消息?**

有研究指出,CD8阳性T淋巴细胞浸润数量与三阴性乳腺癌肿瘤增殖和预后高度相关,CD8阳性T淋巴细胞浸润数量越多,三阴性乳腺癌预后越好。此外,免疫系统标志物的表达水平与化疗的疗效相关,标志物的表达水平越高,患者越能从化疗方案中获益。同时,免疫微环境越"活跃",患者的预后就越好,复发风险越低。所以说,三阴性乳腺癌患者进行免疫标志物检测,或许会得到好的预后信息。

**6.三阴性乳腺癌未来有哪些值得期待的治疗方案?**

ER、PR、HER2这三个靶向都不能用,没关系,看看其他的靶点吧!何必要在一棵树上吊死呢?目前临床上已经开始了其他治疗方案的研究,有些已经取得不错的成绩。

(1)PARP抑制剂:PARP是一个体内正常存在的能够修复DNA的酶,细胞增殖和细胞周期信号传导需要它。肿瘤细胞由于生长迅速,容易出现DNA损伤的情况,并且BRCA1/2突变的肿瘤对PARP抑制剂更加敏感。最近的研究表明,奥拉帕尼(olaparib)这个PARP抑制剂对BRCA突变的三阴肿瘤有效。正在研发中的PARP抑制剂包括:维利帕尼(veliparib)、他拉唑帕呢(talazoparib)以及尼拉帕尼(niraparib)等。

(2)抗雄激素治疗:由于雄激素受体(AR)高表达,LAR亚型对雄激素受体抑制剂比较敏感。恩杂鲁胺(一种AR抑制剂)本是FDA批准的治疗晚期前列腺癌药物,临床Ⅱ期研究表明,大约55%的三阴患者是AR阳性的,恩杂鲁胺对LAR亚型有不错的疗效，目前临床Ⅲ期试验正在进行。此外，由于LAR亚型的患者有相当一部分同时也是PIK3CA突变阳性的，对于这些患者联合使用PIK3CA抑制剂和AR抑制剂也在研究当中。

（3）MEK抑制剂：临床前研究表明，三阴乳腺癌患者可能对MEK抑制剂敏感。目前有将MEK抑制剂联合化疗的研究正在进行。临床数据表明，联合曲美替尼（MEK抑制剂，trametinib）与吉西他滨，所有患者中唯一一例获得完全缓解的病例是三阴乳腺癌患者，展现了该方案的治疗潜力。

（4）免疫治疗：另辟蹊径免疫治疗最近备受瞩目，自然不能落下三阴乳腺癌。相对于靶向治疗，免疫治疗选择了另外一条路，通过调动人体的免疫系统攻击肿瘤。一项临床研究表明，PD-L1表达阳性的三阴乳腺癌患者使用PD-1单抗（pembrolizumab）能够达到18.5%的反应率。

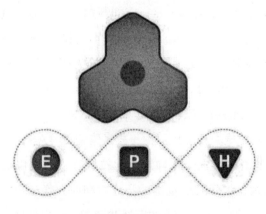

三阴性乳腺癌

随着精准医学的发展，新技术的不断涌现，也推动了医学研究以前所未有的速度发展。各种新的医学理论也不断冲击着我们的神经，所以我们有理由相信，在不久的将来，棘手的三阴性乳腺癌也能够得到有效的控制，甚至是治愈。

## → 不可小觑的男性乳腺癌

男性乳腺癌是发生在男性中一种少见且特殊的恶性肿瘤，在全部乳腺癌中占比小于1%。由于生理因素等差异，男性乳腺癌发病率远低于女性乳癌。由于男性对自身患乳腺癌风险的意识不高，导致男性乳腺癌患者往往不能及时诊断而时常延误病情。

1.病因　男性乳腺癌的确切发病原因目前尚不清楚，可能有以下原因。

（1）遗传因素：BRCA1、BRCA2、P53、PTEN、PALB2、RAD50和CDH1等都是乳腺癌发生的易感基因，其中BRCA，尤其是BRCA2在男性乳腺癌易感性中有重要作用，约10%的男性乳腺癌与这些基因的突变相关。

（2）体内激素水平：雌激素的作用增强或者雌、雄激素作用的不平衡是男性乳腺癌发生的危险因素，如男性乳房发育症、睾丸炎、附睾炎、克兰费尔特综合征等。

（3）环境因素：暴露于电磁场环境或者夜间暴露于光线下是男性乳腺癌发生的重要危险因素，且暴露的持续时间对男性乳腺癌的发生有很大影响。此外，长期暴露于高温及苯乙烯、甲醛等环境也易诱导男性乳腺癌的发生。

（4）其他可能危险因素：肥胖、缺乏体育锻炼、酒精的摄入等。

**2.临床特点及诊断**　对于大部分男性乳腺癌患者，主要是以可触及的无痛性肿块为首发症状。据统计，约85%的男性乳腺癌患者会出现无痛性肿块，以左侧多发，质地较硬，边界不清，活动性较差多见。由于男性乳腺组织较少，乳腺更贴近胸壁，且乳头乳晕下有丰富的淋巴管网，乳腺癌细胞易穿透乳腺组织侵犯区域淋巴结，因而腋窝淋巴结转移较常见。其他症状，包括乳头溢血、皮肤破溃、乳房疼痛或肿胀，或与转移性疾病相关的其他症状。男性乳腺癌发病年龄偏大，国外报道发病年龄为65～67岁，国内报道发病年龄为50～60岁，较女性发病年龄晚5～10年，且呈单峰发病特点。临床上男性乳腺癌的检查方法与女性乳腺癌基本相同，主要包括乳腺超声检查、乳腺钼靶检查、乳腺MRI、乳管镜检查、细针穿刺细胞学检查以及乳腺活组织检查。

**3.组织学类型及基因组学**　与女性乳腺癌患者相同，男性乳腺癌最常见的组织学亚型是浸润性导管癌，其次是原位导管癌，浸润性小叶癌相对罕见。可能与男性正常乳腺组织主要为导管成分构成有关。在病理分型中，有研究表明男性乳腺癌以管腔A型和管腔B型多见，且比例高于女性乳腺癌。目前尚无明确的临床研究表明男性乳腺癌不同分子亚型与其预后具有相关性。有研究报道，男性乳腺癌与女性乳腺癌患者相比，更易表达雌激素受体（ER）和孕酮受体（PgR），而男性乳腺癌人表皮生长因子受体2（HER2）

阳性率与女性乳腺癌类似。随着精准医学的提出，一些关于
男性乳腺癌的基础研究被陆续报道。已知的如细胞周期检查
点激酶2（CHEK2）基因、雄激素受体（AR）编码基因及
激素相关CYP17基因会增加乳腺癌的发病危险。另外还有研
究认为，胸腺细胞选择相关高迁移率族3号基因（TOX3基
因）、DNA修复基因（RAD51B）、PIK3CA、GATA3、
MAP2K4、钠氢交换子调节因子1（NHERF1）A190D、碱
性螺旋-环-螺旋转录因子（TWIST1）等对乳腺肿瘤的形
成和转移有重要作用。还有研究证实，乳腺癌的发生发展可
能与一些信号通路相关，如PI3K/Akt和ERK1/2信号转导
通路、Wnt/β-黏连蛋白信号通路等参与调节乳腺癌细胞
的增殖、迁移和侵袭。

4.治疗　目前，由于男性乳腺癌病例临床数据有限，无
法进行大规模的前瞻性随机对照研究，推荐的男性乳腺癌治
疗指南多借鉴绝经后女性乳腺癌。治疗方案以手术治疗为
主，综合患者具体情况，辅助放疗化疗、内分泌治疗以及靶
向治疗。

（1）手术：手术方式需根据肿瘤分期及患者意愿综合
考虑，选择最合适的手术方式。同女性乳腺癌一样，乳腺癌
改良根治术或单纯乳腺切除术也是治疗男性乳腺癌的主要术
式。由于男性患者更易发生腺体外浸润及腋窝淋巴结的转
移，所以男性乳腺癌患者一般不宜行保乳手术治疗。微创手
术在近年来不断开展，出现乳腔镜下手术、麦默通微旋切及
消融治疗，其中消融治疗包括射频、高能聚焦超声、冷冻及

激光消融等，但其疗效仍有待于进一步的研究。随着医学技术的不断提高，前哨淋巴结的检测结果可提示患者是否需行腋窝淋巴结清扫。而男性乳腺癌患者行前哨淋巴结活检时的阳性率显著高于女性乳腺癌患者，因此，对男性乳腺癌患者多需施行腋窝淋巴结清扫术。

（2）化疗：研究显示，辅助化疗能够减少男性乳腺癌复发并提高患者生存率。但关于男性乳腺癌化疗的资料有限。选择化疗方案时一般参照女性乳腺癌化疗方案，同时需考虑患者个体差异，化疗时期、化疗方案也应该个体化选择。目前认为，需要进行化疗的指征为：有淋巴结转移、原发肿瘤较大、激素受体阴性的转移性癌。由于男性乳腺癌多为老年患者且常合并内科疾病，所以对化疗可能带来的获益和风险应充分评估。转移性乳腺癌因无法治愈，治疗应以减轻症状和提高生活质量为主，避免一些不必要的治疗。对转移复发性患者，如受体阴性或内分泌治疗失败，或疾病表现更具侵袭性，短时无病间期可考虑将姑息性化疗作为二线治疗方案。

（3）放疗：与女性乳腺癌相比，术后辅助放疗更多应用于男性乳腺癌患者，因为男性乳腺癌发现时多处于局部中晚期。手术后进行放疗的指征包括肿瘤体积大，广泛侵及皮肤、乳晕或胸大肌，腋窝淋巴结受累，切缘已受侵等。此外，有些会影响复发的因素也是放疗的指征，如多发病灶、病理学分级较差、肿瘤增殖率高、肿瘤周围血管内侵犯等。放疗剂量一般为50Gy（2Gy/次，25次）。射线应穿透患者胸壁，包括手术切口的皮肤、皮下组织和肌肉等。男性乳腺癌患者的年龄一般较女性乳腺癌患者大，其心肺功能相对较差，放疗时要注意患者心肺功能的保护。

（4）内分泌治疗：男性乳腺癌的内分泌治疗手段曾经有睾丸切除术、肾上腺切除术和垂体切除术等。由于这些有创的治疗手段会引起严重的不良反应，已逐渐被他莫昔芬等药物治疗所取代。由于男性乳腺癌患者的雌、孕激素受体表达阳性率较女性乳腺癌高，其内分泌治疗效果好于女性乳腺癌患者。目前，内分泌治疗首选他莫昔芬，20mg/d，应用5年。他莫昔芬对于内脏转移、骨转移和软组织转移均有疗效，效果与雌激素受体阳性率有关。有研究表明，ER表达阳性的乳腺癌患者，10年的他莫西芬治疗能够降低7年以后的复发率和10年以后的乳腺癌死亡率。因此，延长男性乳腺癌患者他莫昔芬的治疗时间，有可能获得更好的预后。他莫昔芬常见的不良反应包括体重增加、性功能障碍以及血栓栓塞，约有20%的患者因不良反应停药，男性患者比女性患者更容易因不良反应而中断治疗。有研究认为：雌、孕激素受体阳性的男性乳腺癌患者接受5年的他莫昔芬治疗，可使5年无病存活率从28%提高到56%。芳香酶抑制剂对男性乳腺癌的治疗也有报道。阿那曲唑和来曲唑都可以使男性体内的雌二醇水平降低50%～80%，但是同时会受到下丘脑-垂体轴反馈性释放促性腺激素作用影响，睾酮的水平可增加1倍。对于激素受体表达阳性的男性乳腺癌，美国国家癌症综合网络（NCCN）指南不推荐直接应用芳香酶抑制剂。在应用芳香酶抑制剂的同时，采用外科去势或药物去势的方法降低睾酮水平，能更好地发挥芳香酶抑制剂的作用。有研究使用基因表达微阵列法发现，在ER阴性/HER2阳性乳腺癌患者中，AR信号能介导Wnt和HER2信号通路的激活。新的抗激素药物醋酸阿比特龙在免疫组化呈ER阳性或AR阳性的绝经后转移性女性乳腺癌患者中尚处于Ⅰ～Ⅱ期研究阶段。对于雄激素受体阳性乳腺癌患者需要进一步研究，以确定新的抗雄激素药物，如恩杂鲁胺和醋酸阿比特龙在AR阳性女性乳腺癌和男性乳腺癌患者治疗中的作用。

（5）靶向治疗：目前，对男性乳腺癌患者进行抗HER2靶向治疗的报道较少。尽管目前没有临床研究依据，但是可参照女性乳腺癌的适应证进行男性乳腺癌的抗HER2靶向治疗。治疗前应向患者充分告知抗HER2靶向治疗的作用及不良反应，并对患者进行个体化的风险和预后评估。

5.预后　虽然男性乳腺癌的发病率较低，但是由于男性的特殊生理特点，乳腺的脂肪较少，乳头、乳晕下有丰富的淋巴管网，故易浸润皮肤和肌肉组织而引起感染和癌细胞的转移和扩散，且易引起淋巴结肿大。男性乳腺癌发病年龄较大、病程较长、就诊晚，故晚期病例较多。很多男性对其乳腺的异样不重视，延误了病情，导致就诊时病情常发展到了中晚期。以上原因或许是男性乳腺癌与女性乳腺癌相比预后差、生存率低的原因。在一项男性乳腺癌患者回顾性研究中，单因素分析结果显示，肿瘤大小、淋巴结转移、pTNM分期、HER2状态、分子分型显著影响患者预后；多因素分析显示，肿瘤大小和淋巴结转移是影响其总生存和无病生存的独立预后因素，认为肿瘤大小和淋巴结转移可作为预测男性乳腺癌预后不良的独立指标。淋巴结转移数目越多，预后越差。因此，早期诊断、早期治疗是改善预后的关键。

目前尚无足量针对男性乳腺癌分子亚型的研究，而这恰恰可能是未来男性乳腺癌精准治疗的关键所在。希望在不久的将来，可以根据患者的病情、临床分期、组织亚型及病理分型等制定安全、有效的规范化、个体化的综合性治疗方案，改善患者预后，降低复发率，延长生存期，提高生活质量。

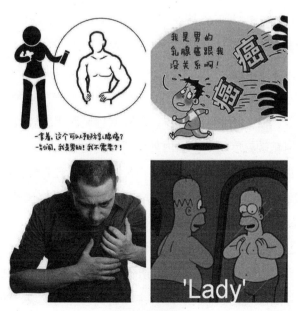

**男性乳腺癌**

**年轻女性早期乳腺癌的诊治原则**

多项国内外研究发现，年龄是影响年轻乳腺癌患者生存率的独立预测因素。目前国际上对年轻乳腺癌的定义尚不统一，界定从30岁、35岁到40岁，多数研究将年轻乳腺癌的发病年龄断点设在40岁。与年长患者相比，年轻乳腺癌患者腺体致密，检出率低，加之肿瘤生物学行为更为恶性，因而预后较差。随着对年轻乳腺癌认识的不断深入，结合手术、放疗、化疗和内分泌治疗等综合治疗使患者的预后明显改善。越来越多的年轻患者希望在兼顾治疗的同时保留生育功能。因此，年轻女性乳腺癌的筛查、治疗及其预后和生殖内分泌问题都值得关注。

1.**年轻乳腺癌的筛查**　年轻乳腺癌患者诊断时往往已出现临床症状，分期相对较晚。美国放射学会（ACR）建议，钼靶筛查可用于年龄＜40岁、有胸部放疗既往史、BRCA突变携带或家族史阳性且终生乳腺癌患病风险≥20%的人群，但不建议早于25岁。年轻女性乳腺组织较致密，常规的钼靶敏感度不高。国内外多项研究均指出，对钼靶评估为致密型腺体的患者，加做超声筛查可提高乳腺癌检出率。ACR和乳腺影像学会（SBI）都建议对终生患癌风险＞20%的年轻人加做MRI筛查。

2.**局部治疗进展**

（1）保乳手术与全乳腺切除术：保乳手术不会降低早期乳腺癌患者的总体生存率。多项病例研究均发现，保乳术后局部复发率随年龄增长而逐渐降低，<50岁患者保乳术后同侧乳房复发率是≥50岁患者的2倍；而在接受全乳腺切除术的患者中，年龄与术后局部复发率无明显相关性。更为恶劣的生物学行为是导致局部复发和远处转移甚至死亡的罪魁祸首。目前尚没有证据表明全乳腺切除术对年轻乳腺癌患者的预后较保乳手术更好。保乳手术对年轻患者而言是可行、安全的选择。

（2）保乳术后放疗：保乳术后放疗可使局部复发率减半，从而使乳腺癌死亡率下降1/6。但在50Gy全乳放疗基础上，瘤床加量能否改善早期乳腺癌生存获益一直备受争论。

（3）腋窝评估：Z0011随机试验在为期6.3年的中位随访时间里发现，前哨淋巴结1～2个阳性，$cT_{1\sim2}N_0M_0$的保乳患者即使不接受腋窝淋巴结清扫，也不会增加局部及区域复发率。其作者认为，尽管<40岁患者局部复发率高于年长患者，但腋窝淋巴结复发并不多见。40岁以下并不是保留腋窝淋巴结的禁忌条件——前哨淋巴结1～2个阳性、$cT_{1\sim2}N_0M_0$的年轻保乳患者仍可免于腋窝淋巴结清扫。我国最近开展的一项包含5个数据库的多中心研究发现，前哨淋巴结1～2个阳性、$cT_{1\sim2}N_0M_0$的乳腺癌患者与Z0011试验中免于腋窝清扫组患者的临床病理特征差异无统计学意义，进一步提示Z0011研究结果同样适用于中国人群。

（4）对侧预防性乳腺切除：BRCA基因突变、乳腺癌或卵巢癌家族史阳性的患者接受预防性乳腺切除可显著降低乳腺癌的发病风险。国外数据显示，1988年以来乳腺原位癌和Ⅰ～Ⅲ期乳腺癌患者选择对侧乳腺预防性切除术的患者数量增加了1.5倍。年轻、受过高等教育的早期乳腺癌患者更倾向选择对侧预防性乳腺切除。乳腺切除同时整形带来的美观获益也使得年轻女性更愿意接受这种手术。既往研究表明，对大多数乳腺癌患者而言，对侧乳房第二原发癌的平均发生率仅为每年0.5%～1%。目前尚无证据支持对侧非乳腺癌高危风险的年轻女性行预防性乳腺切除可改善预后。我国指南暂不推荐对非高危乳腺癌患者行对侧乳腺预防性切除。

3.辅助内分泌治疗进展　他莫昔芬用于年轻早期乳腺癌辅助内分泌治疗已经不再只有5年。首先，ATLAS研究发现，ER阳性乳腺癌患者服用他莫昔芬10年能使复发累积风险和死亡率分别下降3.7%和2.8%，且这种效应在用药10年后更为明显，该研究人群中，＜45岁患者占19%。随后，aTTom研究亦证实了该观点。2014年，ASCO推荐已接受5年他莫昔芬治疗的绝经前患者继续使用至10年。目前，国际上正在进行联合aTTom、ATLAS和其他临床试验的回顾性研究，以确定是否存在某组特定患者能从长期服用他莫昔芬获益。其次，2007年发表于《柳叶刀》的荟萃分析对卵巢去势治疗应用于＜40岁乳腺癌患者的价值予以了肯定。SOFT试验虽然在针对整个研究群体分析时未得出明显生存获益，但在＜35岁（11.5%）患者（其中94%接受了辅助化疗）中，5年乳腺癌无复发率在单用他莫昔芬组、他莫昔芬联合卵巢去势组、依西美坦联合卵巢抑制组分别为67.7%、78.9%和83.4%，差异有统计学意义。在TEXT和SOFT试验联合分析中，40岁以下患者占26.9%，充分显示了芳香化酶抑制剂相对于他莫昔芬应用于年轻患者的优势，但必须同时考虑复发风险和不良反应。最近，EBCTCG发表的荟萃分析亦进一步证实了以上观点：<45岁患者接受5年芳香化酶抑制剂和5年他莫昔芬治疗的乳腺癌相关事件发生率分别为1.9%/人年和4.9%/人年。相对于他莫昔芬，口服芳香化酶抑制剂带来的复发率降低体现于治疗过程中，而非治疗结束后。

4.生殖内分泌问题及应对方法 美国最大的回顾性研究发现，36%的年轻乳腺癌患者因治疗而导致暂时或永久性闭经，这意味着年轻女性需要提前面对由此带来的血管舒缩症状、盗汗、性功能下降等围绝经期症状和生育问题。因此，于年轻女性而言，使用性腺毒性较小的新辅助或辅助化疗是较好的选择。随着晚婚晚育人群的扩大，妊娠期乳腺癌发病率也有所上升，约占<45岁患者的7%。早期诊断、积极治疗对提高其生存率有重要意义。

围绝经期症状及卵巢早衰的改善：潮热是最常见的不良反应，出现于80%服用他莫昔芬患者。性激素阻滞剂亦会产生围绝经期症状。非激素非药理性治疗，以及小剂量的抗抑郁药、普瑞巴林和加巴喷丁都对围绝经期症状的缓解有所帮助。化疗相关性闭经的出现与药物种类、总剂量、剂量强度、治疗持续时间、患者年龄、治疗开始前卵巢功能的保存等有关，出现概率随年龄增长而增加。

**5.生育问题**　对＜35岁早期乳腺癌患者而言，治疗完成后怀孕、哺乳不会增加乳腺癌复发风险，也不会降低生存率。一旦确诊乳腺癌，生育保存技术应尽快启动。在美国，大约5%的年轻女性乳腺癌患者在治疗开始前保留生育功能，方法包括卵母细胞冻存、体外受精、化疗期间服药保护卵巢等。这些方法各有优缺点，以试管婴儿和胚胎冷冻最为成熟，但实施过程中激素变化可能会延误化疗时间，从而影响预后。当胚胎或卵母细胞冻存不可行时，不延迟肿瘤治疗的卵巢组织冻存值得考虑。

**6.妊娠期哺乳期乳腺癌的诊治**　乳腺癌是妊娠期最常见的恶性肿瘤。妊娠相关乳腺癌的诊断、分期更晚，预后欠佳。孕前、妊娠期、产后行乳腺检查可能利于乳腺癌的早期发现。任何新出现于妊娠哺乳期的乳腺肿块均不应被忽视。B超是妊娠期患者的首选检查方式。考虑到X线引起的致畸风险，钼靶检查不应用于妊娠前3个月。哺乳期女性行钼靶检查前应尽可能排空乳房，使钼靶上的乳房的密度降低，以提高病变检出率。对于实性肿块，推荐行空芯针活检而非细针穿刺明确诊断。由于造影剂对胎儿的潜在不利影响，妊娠期患者不推荐用MRI诊断和分期。

现有研究并未证明提前终止妊娠能改善预后，但妊娠早期乳腺癌患者即使有化疗指征，也应推迟化疗至怀孕3个月以后。妊娠的任何阶段均可接受手术治疗。尚无证据表明单纯乳房切除较保乳术更能改善妊娠期患者的预后，但保乳术后辅助放疗应推迟至分娩后。若妊娠期乳腺癌患者较早完成蒽环类化疗，可考虑继续使用紫杉醇2周方案，以更好地控制乳腺癌直至分娩。对cN$_0$妊娠期患者行前哨淋巴结活检可有效避免过度的腋窝清扫，且不会对胎儿产生不良影响。对于有重建要求的患者，可在切除肿瘤的同时置入组织扩张器，但应待分娩后再择期行二期重建（包括自体乳房重建），以求最佳整形效果。

新辅助或辅助化疗应在妊娠的第二、三阶段（孕12周后）进行。妊娠期乳腺癌常用化疗方案为蒽环类联合环磷酰胺。近年来多项研究均显示，妊娠期使用紫杉醇类药物不仅不会增加胎儿的不良事件，还可能增强化疗效果。因此，紫杉类药物可被考虑用于对蒽环类耐药或有禁忌证的妊娠期乳腺癌。内分泌、靶向治疗均不推荐在妊娠期应用。

## 老年乳腺癌特点及辅助治疗

老年乳腺癌通常指年龄65岁及以上的患者，但各研究的具体纳入年龄存在差异。乳腺癌是老年女性患者死亡的重要事件，现有的大型临床研究很少纳入70岁以上的女性，且缺乏老年乳腺癌系统管理的充足证据。

### 1.流行病学

中国国家癌症中心、全国肿瘤登记中心的数据显示，2015年中国女性乳腺癌新发病例数为26.86万例，居女性恶性肿瘤的第1位；死亡病例数为6.95万例，居第6位；60岁以上患者的新发病例占30%，死亡病例占53%，预计比例将继续增加。一项从1999年至2008年以医院为基础的全国多中心回顾性流行病学调查数据显示，中国女性确诊乳腺癌的中位年龄为48.7岁，发病高峰年龄段为40～49岁（占38.6%），年龄＞60岁占15.4%。欧美国家乳腺癌的发病年龄明显晚于中国，美国确诊乳腺癌的患者中位年龄为61岁，年龄＞60岁占75%，年龄＜50岁仅占7%。近30年美国乳腺癌患者预后明显改善，而老年患者尤其是75岁以上的死亡率下降并不明显，年龄＜75岁与年龄≥75岁新发乳腺癌的死亡风险每年下降约3.6%与1.3%。

2.**病理学特点** 在老年女性中乳腺癌常以惰性形式表现，具有良好的生物学特征；ER/PR表达高于年轻女性，HER2过表达率较低，有较低的增生指数，P53表达正常且具有二倍体DNA；组织学低风险的肿瘤如黏液癌比例更高。60～69岁乳腺癌中，管腔A型、管腔B型、HER2过表达型及基底样型分别占32%、28%、14%、16%；而70岁以上的乳腺癌中，管腔A型、管腔B型的比例上升至39%、32%，HER2过表达型、基底样型的比例下降，分别为11%和9%。

3.**辅助治疗**

（1）影响治疗决策的因素：目前，针对老年乳腺癌的临床研究较少，缺乏治疗相关的指南。单纯的生理年龄对于个体能否耐受抗肿瘤治疗所获得的信息较少，年龄相同的患者积极接受治疗的结果存在较大差异。预期寿命是对老年早期乳腺癌行内科辅助治疗尤其是化疗的重要影响因素，是首先应考虑的问题。乳腺癌本身、生理年龄、一般状况、共病情况均影响老年患者的预期寿命。尽管老年乳腺癌通常具有良好的生物学特征，但因预期寿命有限和患者对治疗的不良反应担心，一半患者治疗不足，导致预后较差。

（2）老年综合评价：因老年患者身体状况差异大，难以形成统一的疾病管理标准，美国内科医师学会老年病学分会提出了老年综合评定（CGA）指标。CGA为多学科评估，主要包括了解老年人的功能状态、共病、认知、营养、心理状态、社会支持和既往用药情况，预测和处理治疗造成的不良反应、预测生存情况、发现其他健康问题等，从而制订协同性方案，最大程度地维持老年患者的总体健康状况，被认为是老年患者实施个体化治疗的金标准。

（3）内分泌治疗：内分泌治疗是老年早期乳腺癌、激素受体阳性患者最重要的辅助治疗手段，能显著改善患者的无病生存。早期乳腺癌研究协作组（EBCTCG）的一项荟萃分析证实，在年龄＞70岁的老年乳腺癌患者中，他莫昔芬降低了28%复发率和21%死亡，建议对老年乳腺癌、激素受体阳性患者行内分泌治疗。另有一项EBCTCG的荟萃分析证实，对绝经后乳腺癌激素受体阳性患者，芳香化酶抑制剂优于他莫昔芬；与他莫昔芬相比芳香化酶抑制剂降低30%复发率；5年芳香化酶抑制剂治疗较他莫昔芬治疗

10年的死亡率降低15%，较未行内分泌治疗降低40%。因此，老年乳腺癌激素受体阳性患者行内分泌治疗首选芳香化酶抑制剂。延长芳香化酶抑制剂治疗时间至10年，相较于5年治疗可进一步提高患者的无病生存，降低对侧乳腺癌的发生率，但不改善总生存。BIG 1-98是针对老年乳腺癌患者的内分泌疗效和不良反应的研究，通过STEPP分析发现，老年乳腺癌患者行内分泌治疗的无病生存、不良反应与年龄无关；基于对治疗获益与不良反应的综合考虑，建议对接受过化疗、淋巴结转移的高风险患者，或易发生血栓、子宫内膜增生性病变的患者优先选择芳香化酶抑制剂治疗；对中低风险，且易发生骨折或有心脏疾病风险的患者，可以选择他莫昔芬治疗。

绝经后乳腺癌激素受体阳性患者行芳香化酶抑制剂内分泌治疗后，相关的骨密度减少、骨折风险增高是临床普遍面临的问题，5年芳香化酶抑制剂治疗后的骨折率由1%上升到18%。欧洲肿瘤内科学会（ESMO）骨健康指南和中国骨安全专家共识建议，绝经后早期乳腺癌患者行芳香化酶抑制剂治疗前应行基线骨密度检测（DXA法），以后1次/年检测骨密度的变化，结合年龄、既往家族骨折史、吸烟饮酒史、体重指数、激素使用史及骨密度值等风险因素进行风险分层；对存在2个及以上骨折风险因素的患者，应给予双膦酸盐干预，推荐唑来膦酸4mg，每6个月使用1次；同时，芳香化酶抑制剂治疗期间应常规补充维生素D、钙剂，改善生存质量。

（4）化疗：老年早期乳腺癌患者具有 ER、PR 阴性、HER2 过表达或者激素受体阳性、淋巴结转移、脉管瘤栓、组织学分级 III 级、高增殖指数等预后不良因素，均应行辅助化疗。在实际临床决策中，对老年乳腺癌患者行辅助化疗需慎重权衡化疗的获益和不良反应。关于老年乳腺癌患者辅助化疗的临床研究较少，尤其缺乏身体虚弱、共病多、生存质量不佳患者的数据。

（5）抗 HER2 靶向治疗：辅助化疗联合曲妥珠单抗为早期乳腺癌 HER2 阳性患者带来持久生存获益。在临床实践中，由于预期寿命、经济负担、共病等问题，使得老年患者曲妥珠单抗的应用受限，应加强抗 HER2 靶向治疗在老年乳腺癌中的应用。曲妥珠单抗的心脏毒性是临床上老年乳腺癌抗 HER2 靶向治疗面临的主要问题。因此，HER2 阳性老年乳腺癌患者的辅助治疗推荐曲妥珠单抗联合化疗，兼顾疗效与心脏安全性，TCH 方案是较好的选择。对淋巴结阴性的小肿瘤患者可选择多西他赛、环磷酰胺联合曲妥珠单抗，或紫杉醇单药联合曲妥珠单抗；对无心脏风险的高风险患者，多柔比星联合环磷酰胺序贯紫杉醇联合曲妥珠单抗（AC-TH）方案仍为较理想的选择。

老年乳腺癌通常具有良好的生物学特性，管腔型所占的比例较高。因预期寿命有限、对不良反应的担心及合并其他疾病，半数的老年患者未完成应行的辅助治疗，预后相对较差。激素受体阳性老年乳腺癌患者的辅助内分泌治疗首选芳香化酶抑制剂，治疗期间应监测骨密度，必要时给予双膦酸盐干预。目前，辅助化疗仍推荐标准的联合化疗方案，对心脏意外事件风险高的患者，可选择非蒽环类方案。HER2阳性患者推荐曲妥珠单抗联合化疗，化疗方案的选择应综合考虑复发风险、一般状况及心脏功能。今后应积极开展针对老年乳腺癌患者的临床研究，探索有效、安全、适合老年患者的辅助治疗方案。

## → 你以为是湿疹，其实它是乳腺癌

乳腺佩吉特病（Paget disease）又称湿疹样乳癌，1874年由英国医生Paget首先报道。乳腺Paget病在乳头鳞状上皮内可见恶性腺上皮细胞病变，几乎所有的病例均伴病变下方导管内癌，通常累及1个以上输乳管和乳腺深部更远处的导管，病变可有浸润，也可无浸润。以乳头乳晕区湿疹样变为主要临床表现，临床上较为少见，首诊误诊率高。

**1.临床表现**

（1）乳头乳晕区的湿疹样改变。主要表现为局部破溃、渗出、结痂、痂皮脱落，上述过程反复发作，经久不愈，可伴有局部瘙痒、疼痛。病程一般较长，长期病变可导致乳头磨损、消失。

（2）可伴有可触及或临床不可触及而在影像学上发现的乳腺肿块。

（3）可伴有乳头溢液。

**2.组织病理学** 表皮内存在增生的不典型细胞。细胞核较大，胞质丰富，呈透明状或局灶深染。细胞常聚集在病灶中央和表皮下部呈小簇状分布；而在病灶外周和表皮上部则趋向于单个细胞散在分布。下方输乳管内见高级别导管原位癌（DCIS），偶尔见小叶上皮内肿瘤。即使原位癌在深部乳腺组织中，通过连续切片几乎也总能证实受累的输乳管，病变可呈跳跃式，也可呈连续状。由于吞噬作用，Paget细胞偶尔也含有黑色素颗粒。

**3.免疫表型**　免疫组化证实乳头Paget细胞与其下方的导管内癌细胞有相似的特征，都表达CEA、低分子量CK和ErbB-2，少数情况下这些标记物中的某种可为阴性。鳞癌则通常不表达这种抗体，但偶尔可表达CK7。与恶性黑色素瘤的区别是Paget细胞通常不表达S-100和HMB45。TP53和ER可为阳性或阴性。

**4.鉴别诊断**

（1）乳头乳晕区湿疹：乳腺Paget病最容易与湿疹相混淆，临床表现酷似湿疹，不少患者一直在皮肤科就诊，延误了治疗时机。因此，对乳头乳晕区皮肤病损治疗超过2周疗效不明显者，应活检排除乳腺Paget病。

（2）恶性黑色素瘤和乳头原位鳞状细胞癌：大多数病例可应用组织化学技术和免疫组化方法鉴别。

（3）乳头乳晕区其他皮肤病变：如接触性皮炎和放射性皮炎，病变多为双侧，可以仔细询问病史予以排除。

**5.治疗**　治疗乳腺Paget病的关键在于治疗伴发的乳腺导管癌。文献报道，乳腺Paget病患者中70%～98%合并导管原位癌或浸润性导管癌。

（1）局部治疗

①全乳房切除术：是最常用的手术方式，对于不合并乳腺肿块的Paget病全乳切除的多个研究发现，在乳头乳晕区以外的部位，病理切片多数都有隐匿性肿瘤的存在，因此，全乳房切除术还是被广泛接受的。

②保乳手术＋放疗：研究表明，对于不合并乳腺肿块的病例行乳头乳晕区的锥形切除，即中心象限切除，如果不加放疗，局部复发和远处转移率高，因此建议加做放疗。文献报道，仅61%的患者病灶位于乳头乳晕区下方，另有39%的患者病灶分别位于乳腺的4个象限中，单纯的局部锥形切除易遗漏病灶，因此，选择局部切除术或单纯放疗应慎重。

③腋窝淋巴结清扫术：由于合并肿块的Paget病绝大多数合并浸润性导管癌，因此推荐腋窝淋巴结清扫。对于不合并肿块的患者，腋窝淋巴结转移发现率为22%，一般推荐只对伴有浸润性导管癌的患者行腋窝淋巴结清扫。

（2）全身治疗：合并浸润性导管癌或DCIS者应按照相应的全身治疗原则来治疗。

# 第十节　乳腺癌治疗的新进展

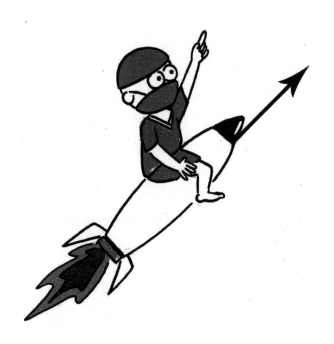

### → 防治乳腺癌，基因检测很有必要

　　乳腺癌是影响女性健康第一位的恶性肿瘤，最美林黛玉扮演者林晓旭、歌手姚贝娜、阿桑等女明星都因乳腺癌而失去生命，因此乳腺癌被称为"红颜杀手"。据统计，我国每年会有45.8万女性死于乳腺癌。预防乳腺癌的发生对于广大女性来说至关重要，基因检测的出现，让乳腺癌不敢靠近你。

2013年，好莱坞国际著名影星安吉丽娜·朱莉（Angel Jolie）在通过个人基因检测后，得知其携带BRCA1基因突变。据医生估计，她罹患乳腺癌的概率高达87%，卵巢癌的概率也达50%。朱莉之所以会有如此高的患癌概率，根本原因还是来自家族遗传。朱莉的外婆、母亲和姨妈均因癌症去世。为了避免患上乳腺癌，这位以性感著称的女星接受了双侧乳腺切除手术，将其患乳腺癌的概率从87%降到不足5%。这件事在全球引起轰动，也促使更多女性去了解和进行相关的基因检测，人们将这种现象称为"安吉丽娜效应"。安吉丽娜·朱莉之所以向社会公布她的诊治经历，就是希望广大女性对乳腺癌引起重视，引起大家对一种与癌症有关的基因BRCA的注意，希望大家重视乳癌，早预防、早发现、早治疗！

## 1.基因是乳腺癌发生的基础和关键

在同等环境、生活条件下，接触相同的外源致癌因素，有的人发病，有的人却不发病，可见致病的外因虽然重要，内因（基因）却是基础和关键。不同的基因型对环境因素的敏感性不同，特定的敏感基因型在环境的影响下会使正常细胞发生病变、恶性增殖，引发癌症。另外，乳腺癌也可由家族遗传的异常基因单独引起，有5%～10%的乳腺癌具有遗传性。

BRCA1/BRCA2是两种具有抑制恶性乳腺癌发生的优良基因，也被称为"抑癌基因"，在细胞的损伤修复、正常生长方面有重要作用。它们同时也与卵巢癌相关。如果BRCA1/BRCA2基因的结构发生了某些改变（称为"突变"），那么突变基因的携带者就容易患上乳腺癌或者卵巢癌。并不是所有BRCA1/BRCA2突变携带者都会发展成癌症，只是携带有这种突变的人有很高的癌症易感性。已有研究证明，大约80%以上的BRCA1/BRCA2基因突变携带者将发展成乳癌患者。

**2.预防乳腺癌，基因检测为第一道防线**

乳腺癌基因检测是通过血液、其他体液或细胞对DNA进行检测的技术，通过特定设备对被检测者细胞中的DNA分子信息作检测，预测患乳腺癌的风险，分析它所含有的各种基因情况，使人们能了解自己的基因信息，通过改善自己的生活环境和生活习惯，避免或延缓乳腺癌的发生。目前，乳腺癌基因检测是唯一能在发病前提供诊断或预防参考信息的检测方法，通过对携带敏感基因、容易发生基因突变的高危人群进行严密的随访和监测，有利于乳腺癌的早发现、早诊断、早治疗，真正实现"上医治未病"。

**3.哪些女性需要做乳腺癌基因检测？**

一般来说，30～35岁女性，家族中有人患乳腺癌的高危人群可进行检测。在一个家族中，如果有2个以上的癌症患者，或者是同一个人患有2种或2种以上癌症，那么就提示其具有很强的遗传性，建议进行基因检测。根据临床数据显示，如果这个人在特定的基因上有致病的突变，此人患病的风险要比家族史中没有癌患的人群高出5～6倍。

4.乳腺癌基因检测与常规医疗检测的区别

目前，有很多女性依赖于医院的常规检查，但乳腺癌基因检测和医院的常规检测属于两个不同阶段的检测。基因检测是人在没有发病时预测会发生什么疾病，属于检测的第一个阶段，是以先知预防为主，属于预防医学的范畴；而常规检测是发生疾病后检测疾病达到什么程度，如早期、中期、晚期等，属于检测的第二个阶段，是后知治疗为主，属于临床医学的范畴。

5.及早预防，别让乳腺癌靠近你

"早预防、早发现、早治疗"是目前解决乳腺癌的关键，乳腺癌在早期发现治愈率一般在90%以上。但是，因为乳腺癌在早期一般不具备典型的症状和体征，不易引起人们的重视，往往在中晚期才会出现乳腺肿块、异常等明显症状，此时乳腺癌细胞已开始扩散。因而做好基因检测、及早预防显得尤为重要。

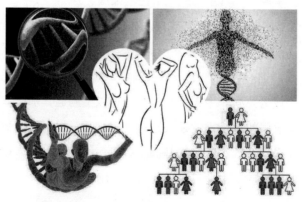

**基因检测**

在临床上，已有很多女性因乳腺癌失去了生命，因而及早预防至关重要。为了预防乳腺癌的发生，女性们要做出正确的选择。基因检测可通过检测发现是否有BRCA1/BRCA2变异基因，预知女性乳腺癌发生的风险，只要提早降低乳腺癌发生风险，就可能远离乳腺癌，做完美女人。

 **乳腺癌基因检测的现状和思考**

2016年，美国总统奥巴马提出"癌症登月计划"，中国政府也将"精准医学"纳入国家"十三五规划"。但同样也在这一年，《自然》和《新英格兰医学》杂志先后发文，"降温"精准医学；哈佛大学医学院达纳法伯癌症研究所Eric P. Winer博士在2016年圣安东尼奥乳腺癌研讨会上发表了精彩演讲，结合自身经历，探讨耐药、过度治疗及医疗公平等现实问题。

**1.成果** 虽然2016年精准医学争议不断，但精准医学仍然是乳腺癌领域发展的热点。不论是早期复发风险评估，还是晚期患者精准治疗探索，都取得了一些初步的成果，促进了精准医学的发展。

（1）多基因检测优化早期乳腺癌辅助治疗。早期乳腺癌的辅助治疗经历了从肿瘤分期到免疫组织化学表型，再到分子病理学诊断的发展过程。医师既要掌握肿瘤大小等传统指标，也需要明确肿瘤不同受体表达的分子分型指标，而对于那些临床高风险的患者，医师亦可借助于当前的精准诊断技术以明确判断肿瘤的全身负荷与分子生物学信息。不论是21基因检测，还是70基因检测，都旨在组合检测与肿瘤增殖、侵袭或激素相关的基因，分析它们与肿瘤复发风险或内分泌治疗的相关性。既往《NCCN乳腺癌临床实践指南》推荐，对于那些临床风险较低（激素受体阳性、HER2阴性、淋巴结阴性、直径＞0.5cm）的肿瘤，21基因检测可明确患者的复发风险及化疗反应性，还可指导辅助化疗决策。多基因检测不仅可以帮助医师判定那些临床风险较低（淋巴结阴性、激素受体阳性、HER2阴性）的患者辅助化疗是否获益，而且可以使部分既往临床高风险需要化疗的患者免于过度治疗，使早期乳腺癌患者辅助化疗"加减法"更加得当。但需要明确的是，由于中国没有多基因检测技术共识与规范，结果未经过临床验证，因此，目前并不常规推荐基因检测用于指导临床决策，而是鼓励选择合适的人群进行科研探索，积累数据。

（2）液体活组织检查（活检）技术促进晚期乳腺癌精准治疗。对于实体肿瘤，医师希望通过液体活检来动态监测疗效，及早发现可能的耐药并进行调整。相比于组织学活检，液体活检相对无创，能够动态、多次、实时监测治疗反应，克服了肿瘤的异质性。目前，循环肿瘤细胞（CTC）的检测技术已经由细胞计数发展到细胞表型鉴定，HER2胞外域（ECD）、循环肿瘤DNA（ctDNA）等新的指标对特定人群也显示出一定的价值，液体活检日趋成熟。随着精准医学技术的发展，ctDNA检测技术在肿瘤早期诊断、监测肿瘤负荷、疗效预测、预后分析等方面显示了广阔应用前景。而

基于CTC的单细胞测序技术更是成为2016年肿瘤领域的颠覆
性技术，与ctDNA一起成为最具发展潜力的肿瘤无创诊断和
实时疗效监测手段。

2.困境 2016年以来不断有精准医学的研究结果出炉，
但目前能真正改变乳腺癌临床实践的研究却很少，精准医学
的发展面临困境和挑战。

（1）医学大数据的建立与共享：大数据是精准医学发
展必不可少的技术支撑，它可以整合临床研究及真实世界数
据，找到最佳获益方案或人群，但目前中国大数据发展仍然
"只见树木，不见森林"。当前中国大数据面临3大问题：
政府手握大数据但未能好好利用，公司掌握技术却难以接
触大数据，医疗机构享有大数据但缺乏技术支持。大数据的
发展需要合作、共享及政策支持。2016年，美国国会通过法
案，专门提到"可将真实世界的研究结果作为药品扩大适
应证批准的证据"，将真实世界研究（RWS）提到新的高
度，这无疑会促进大数据的发展。因为RWS的收集离不开
大数据技术，医师需要利用大数据技术将RWS中非研究目
的产生的数据标准化，建立大规模研究网络，并构建计算机
模型，从而在复杂的真实数据中找到所需的临床特征数据，
真正用于指导临床实践。

（2）基因检测的标准化：目前基因检测产业发展迅
猛，临床医疗中总是能看到各种各样的检测报告，但这些报
告可信程度仍然存疑。诚然，二代测序技术（NGS）可以高
通量、高敏感度地进行肿瘤基因测序，但是单纯的测序并不

代表精准。精准的检测报告要经过严格的质控管理，合理的
人群分析，并需要结合患者临床信息进行个体化分析，能够
让临床医师更清晰地了解基因变异与肿瘤治疗的关系。2016
年，欧洲NGS诊断指南颁布，其中提到没有遵循指南进行的
临床研究测序结果不能用于临床实践，但可用于临床科研探
索，而且检测机构必须阐明提供的检测是用于排除诊断还是
明确诊断。因此，在未经过科学合理的临床研究验证前，基
因检测不能保证精准，难以主导临床决策的制定。目前，需
要建立中国的行业标准、收集中国人的数据以及制定专家共
识，才能确保精确的检测、精准的治疗。

（3）"精准"有余，而医疗不足：测序技术的发展使
学者们不断地了解肿瘤基因组"图谱"，越来越多的肿瘤相
关靶点被发现。但是，在迄今研究发现的突变靶点中，真正
有药物可治的靶点却很少。德克萨斯大学MD安德森癌症中
心对2600例患者的测序研究发现，仅有6.4%的患者能找到
靶向药物。因此，即使可以做到精准的基因检测，目前也难
以给予患者合适的靶向治疗以提高其生存率。而对于现有的
靶向治疗，依然存在医疗不足的问题。HER2阳性乳腺癌靶
向治疗已经十分成熟，在曲妥珠单抗、帕妥珠单抗、曲妥珠
单抗安坦辛（T-DM1）、拉帕替尼等药物不断问世，不断
优化一、二线抗HER2治疗的时候，中国却仅有曲妥珠单抗
和拉帕替尼上市。并且，中国HER2阳性乳腺癌患者接受抗
HER2治疗的比例整体较低，区域差异大，这或因为药品价
格，或因为医保政策，但都提示临床医师，在追求精准治疗

的同时，勿忘医疗公平及标准医疗等现实问题。

（4）中国药品注册与研发——新药新希望：面临精准
医学时代的困惑，目前需要完善标准的分类治疗，重视临床
注册研究的开展，提高中国药品的可及性。2016年已经有多
种已在国外上市的药物在中国开展注册研究，如帕妥珠单
抗、T-DM1、CDK4/6抑制剂等，将为中国乳腺癌患者带
来新的治疗机遇，进一步提高医疗公平性，保障乳腺癌患者
从中获益。同时，也要加快新药研发，为患者提供新的治疗
药物。随着精准医学研究的深入，目前已经不再局限于雌激
素受体、孕激素受体、HER2等受体指标，而是进一步在分
子生物学水平探索与肿瘤发生发展、与药物治疗疗效相关的
生物学信息，可以借助精准医学更好地对肿瘤的生物学特性
进行诊断，帮助研发靶向新药。目前，中国自主生产的酪氨
酸激酶抑制剂吡咯替尼、表观遗传调控剂西达本胺及免疫检
查点程序性死亡受体1抑制剂等药物的临床研究正在开展，
势必将为HER2阳性、激素受体阳性及三阴乳腺癌患者耐药
后的治疗提供新的选择。

回顾过去，展望未来，精准医学仍然是研究热点。学者
们既要肯定精准医学为乳腺癌的诊疗带来了希望，也要冷静
思考精准医学发展伴随的困境与挑战。我们在追求精准医学
的同时，应重视医疗公平等现实问题，鼓励注册研究和新药
研发，拉近国内外以及国内各地区之间资源差距及药物可及
性，才可能切实提高中国乳腺癌诊疗水平。

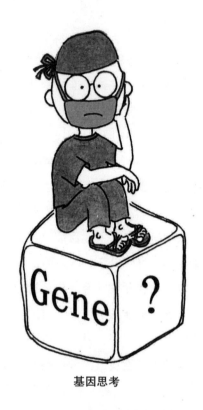

**基因思考**

## ◇→ 对"精准医学"的理性思考

　　精准医学可以说是近年来非常热门的话题，以至于在几乎每个医学领域的会议上大家似乎都言必谈"精准"，所以也使人们产生了"过度炒作之嫌"的看法。回归到理性讨论精准医学的话题上来，不能否认的是，精准医学是具有临床实际应用价值的，而且其价值只会越来越大。

　　1.正确解读"全民健康计划"和"精准医学"　　2016年10月美国国立卫生研究院（National Institutes of

Health，NIH）把"精准医学计划"（Precision Medicine Initiative）的名字改成了"全民健康研究计划"（All of US Research Program）。国内有评论认为，可能是NIH 意识到"精准医学"这个概念难以自圆其说，而不得不改名，这对于方兴未艾的精准医学是一种否定和打击。其实这样的观点是不正确的。NIH的网站上清楚地写明，"全民健康计划"希望通过建立百万病例以上的大规模数据库，将"精准医学"延伸到所有的疾病。（The All of Us Research Program seeks to extend precision medicine to all diseases by building a national research cohort of one million or more U.S. participants.）原来的"精准医学计划"主要强调了肿瘤等几个重点疾病的研究，而现在的"全民健康计划"则在横向上涵盖到凡是与健康相关的疾病，纵向上延展到由公共卫生、预防医学到疾病分子诊断水平等垂直研究，它实际上是更大范围的数据收集，并希望推动更大范围疾病治疗的精准化，提出更具个性化的防治策略。"全民健康计划"覆盖的人群更广，其目标是获得更庞大、更全面的健康数据，用来指导相关疾病的个性化诊治。所以说改名叫"全民健康计划"肯定不是否定"精准医学"。

医学的发展永远是在往越来越精准的方向上延续。今日的医学发展，跟以前比肯定更精准了。近几年精准医学对临床产生的影响巨大。

（1）临床医生进行基因检测的意识明显提高：对于病

情复杂的患者，越来越多的临床医师会建议她去做基因检测。如果在5年前我们可能不会有做基因检测的意识，但今天对于有明确家族史的，包括双侧乳腺癌患者，大家都会去关注基因检测的情况。St.Gallen会议也投票支持对40岁以前的各种类型乳腺癌和60岁以前的三阴乳腺癌做基因检测。

（2）基因检测结果对临床诊治决策的提示作用：对存在BRCA突变的乳腺癌是否可行保乳治疗尚无明确的意见，一些研究报道，BRCA突变的乳腺癌患者行保乳治疗，肿瘤复发的风险可能会比常人高一些，但也有些研究认为复发率接近。美国现在对BRCA突变的患者更普遍的手术方法是皮下切除+假体置入。如果临床发现患者有明确的家族史或为双侧乳腺癌，经检测还发现存在BRCA基因突变，那么这些信息对选择治疗方式可能是有影响的。当然，患者也需要参考影像学检查和具体基因突变位点等信息，结合年龄、职业等个人需求或意愿，各方面权衡后选择适合自己的治疗方案。这也是我们所提倡的个性化治疗。明确的基因突变信息也会影响患者的随访方案，如对卵巢的监测更严密等。

（3）基因检测对肿瘤的流行病学和肿瘤治疗预后的影响：随着临床相关肿瘤基因检测的逐渐普及，这些基因突变在多大程度上会影响肿瘤的发病率并不太明确，因为每个不同突变位点对发病率的影响不一样，而目前国际上尚缺乏公共大样本的临床数据库。虽然美国有这样的数据库，但可惜也是

Myriad公司的私有数据库。大众熟知的安吉丽娜·朱莉存在的BRCA突变基因也是基于这种数据库提供的数据分析去预测这种基因突变的人群在一定时期的肿瘤罹患率。中国目前缺乏这样的数据库，而且绝大多数中国人的突变也并非德裔犹太人的三个热点突变之一。因此，以基因测序为主要内容的"精准医学"对肿瘤发病风险的影响不容易准确判断。但利用肿瘤相关致病基因筛选高危人群以及循环肿瘤DNA等基因检测方法评估肿瘤患者的疗效和预后已有一定意义。

2.临床精准诊疗的一些新进展　目前临床中有关肿瘤精确诊疗的应用已相当广。首先，St.Gallen共识和NCCN指南对BRCA基因检测已做出了明确的推荐。其次，在治疗方面，基因检测对精准用药也有指导意义。例如，PARP抑制剂被用来治疗BRCA基因胚系突变的乳腺癌或卵巢癌患者，PD1抗体用于治疗带有微卫星不稳定性高（MSI-H）或错配修复缺陷（dMMR）的实体瘤患者。近年来有一些研究报道，循环肿瘤DNA（ctDNA）可能用于早期肿瘤患者预后评估。如果术后ctDNA水平较术前明显降低，提示ctDNA可能来源于局部的原发病灶，此类患者预后可能较好；而术后ctDNA水平仍维持较高水平的患者，提示肿瘤可能来源于已转移的亚临床病灶，其预后可能较差，术后可能需要加强其他辅助治疗手段。

3.精准医学的目标包括个性化预防　随着测序技术的快速发展和普及，基因检测作为"精准医疗"的重要内容，还可协助实现健康人群个性化预防策略的制定。例如，对

BRCA基因突变阳性的未发病者，医生可建议其制订较一般人更严密的健康体检计划，其随访内容除乳腺外，还应包括卵巢等情况；如果是绝经后女性，也可以考虑是否做卵巢的预防性切除；再者需要建议进行相关的家系筛查，也就是具有血亲关系的女性家族成员应该考虑进行基因检测，看是否携带相同的致病基因。这种个性化的健康评估建议就是"精准医学"本身的意义所在。虽然我们目前在"精准医学"的道路上还只能说是刚刚起步，但是从其发展趋势来看，"精准医学"必将为医学发展带来一场革命性的变化。

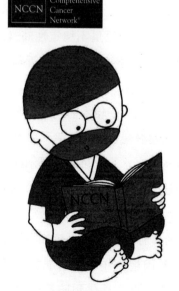

**精准医学**

**AI辅助诊断让乳腺癌"无处遁形"**

乳腺癌的治疗效果更多取决于病期，提高早诊率是提升治愈率的关键。随着人工智能（AI）技术逐渐成熟，利用AI辅助诊断技术进行乳腺癌辅助诊断与筛查，是改善乳腺癌生存率的可行方式。

**1.谷歌AI诊病准度击败人类**　来自谷歌、谷歌大脑与Verily公司的科学家已开发出一款能用来诊断乳腺癌的人工智能，该人工智能与人类医学专家展开了一场乳腺癌病理分析竞赛，双方分别对130张乳腺癌切片进行分析，找出其中的肿瘤。在基于灵敏度（找到了多少正确的肿瘤）和假阳性（将多少正常组织诊断为肿瘤）的评分中，病理学家的准确率为73.3%，而人工智能的准确度达到88.5%，完胜人类。为了解决有限时间和诊断的变异性问题，研究了如何运用深度学习进行病理分析，通过一个自动检测的算法对人类病理学家的工作进行补充。人工智能团队的科学家们找来大量医学图像以训练人工智能对乳腺癌定位优化的算法，包括训练人工智能在切片不同的放大倍数下检查图像进行分析。不过，科学家们也指出，这并不代表病理学家将被人工智能所取代。人类病理专家的知识与经验更广，且人工智能只能定位一种癌症组织，它无法检测出一些只有人类医生才能识别的异常。因此，谷歌研究人员给AI的定位是成为病理学家的助手，帮助提高诊断的效率与可靠度。

2.宜宝科技——打造医学影像界的"阿尔法狗" 宜宝科技的目标是通过医疗影像与人工智能结合,将切入点锁定在乳腺健康检测云——利用人工智能分析乳腺影像,辅助医生诊断。公司开发的MammoWorks乳腺健康智能检测产品是由乳腺影像工作站、云平台(远程医疗)和移动端组成的一套乳腺影像智能诊断系统。通过与医院合作研究和自主创新,应用人工智能算法,可有效检测并标记通过数字乳腺X线图像上的可疑病变区域,对微钙化簇、肿块的检出率分别高达96%、87%;假阳性率分别为0.2个/幅和0.3个/幅。该系统在业界首次提出一套整完整乳腺云计算解决方案,利用深度学习的计算机算法与哈夫变换、带通滤波器等多种方法级联提高检测灵敏度,降低假阳性。目前该公司与北京肿瘤医院、陕西省肿瘤医院等国内多家大型三甲医院进行深度合作,通过临床验证,结合专业医师的指导及建议,完善产品智能检测功能,汇聚专业医师知识经验,把乳腺癌检测服务延展到基层医疗机构,让老百姓能够在家门口做好癌症检测,切实帮助基层患者,推动两癌筛查工作。

3.IBM的Watson肿瘤解决方案 人工智能将对传统医疗行业和医疗行为产生多方面的影响。以Watson肿瘤为例,它对年轻医生的快速成长可能有所帮助。在Watson肿瘤的成型过程中,吸收了海量的非结构化医疗信息,经过纪念斯隆-凯特琳癌症中心肿瘤专家数据训练,因此掌握了非常多的知识,并且不断更新。正如开车出门,如果有电子地图和导航辅助,可能不需要积累很多年的经验也敢上路。以往，前路崎岖要靠所谓的"老司机"，而现在，年轻人打开地图导航就知道怎么走是最佳路线。所以，Watson肿瘤能为年轻医生建立一个比较好的学习路径。对于年资比较高的临床医生，Watson肿瘤也能部分解决工作精力不够的问题，帮助医生快速地梳理出最佳的医疗路径和治疗策略。更为重要的是，人工智能处理信息的效率远远超过人类医生。比如遇到门诊大量患者排队，不管年纪如何，临床医生的精力都是有限的；然而，不知疲劳的Watson肿瘤决策耗时非常短，提供的意见严格基于证据，结论相对比较稳定。当然，面对于这样一种人工智能辅助系统，我们需要去验证其可靠性，并且解决水土不服的问题，让它学习更多基于中国患者的临床数据，才能做出真正符合中国国情的医疗决策。

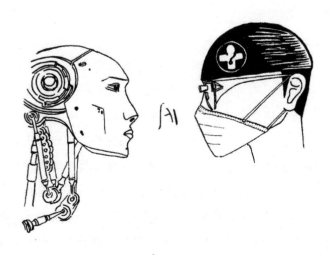

人类在发展，科技在进步，乳腺癌诊治的明天一定是更加光明的。祝愿所有的乳腺癌患者能够早日享受到科技带来的福利，早日战胜疾病、走向康复！

### ◆→ 肿瘤的免疫治疗

2013年，美国《Science》杂志把免疫治疗正式列为继手术、放疗、化疗之后的第4种疗法，并被评为年度最重要的科学突破。2018年，美国科学家詹姆斯·艾利森和日本科学家本庶佑，因在抑制消极免疫调节机制的研究中发现了新癌症疗法而共同获得诺贝尔生理学或医学奖。

**1.肿瘤免疫治疗的概念**　简单说来，肿瘤免疫治疗就是应用免疫学原理和方法，提高肿瘤细胞的免疫原性和对效应细胞杀伤的敏感性，从而达到杀伤肿瘤、抑制肿瘤生长的效果。换言之，即通过激活和增强机体抗肿瘤免疫应答来清除并消灭肿瘤细胞。

**2.肿瘤免疫治疗机制**

（1）T细胞免疫监视：肿瘤细胞在免疫学上的突出特点是其含有新的抗原物质，能被机体的多种免疫监视机制所识别而发挥抗肿瘤作用，包括特异性和非特异性免疫。其中，免疫系统中的T细胞对实体肿瘤免疫监视起着重要作用。研究发现，T细胞的活化需要双信号刺激：第一信号由T细胞抗原受体与靶细胞上的抗原肽–MHC分子复合物结合提供，第二信号由靶细胞表面的共刺激分子与T细胞上的相应配体结合提供。这两个信号缺一不可，缺乏第二信号将造成T细胞克隆凋亡或无应答。

（2）肿瘤免疫逃逸：正常情况下，机体依赖完整的免疫机制来有效地监视和排斥肿瘤细胞；但是肿瘤细胞也可以通过对自身表面抗原的修饰及改变肿瘤组织周围的微环境来逃避机体的免疫识别与攻击，这就是肿瘤免疫逃逸。逃脱免疫监视的肿瘤细胞在体内迅速增殖到一定程度时，肿瘤的发生便不可避免。

（3）T细胞免疫监视与肿瘤免疫逃逸的关系

肿瘤发生是肿瘤细胞在各阶段承受以T细胞为主的持续性免疫监视压力下，逐步获得免疫逃逸和发展的，肿瘤细胞具备全方位逃避免疫识别各种方式的能力。2002年，Schreiber等首次提出肿瘤免疫编辑学说，免疫系统对肿瘤实行抵抗、塑形和选择，而肿瘤则经过免疫消除、相持和逃逸三个阶段逃逸免疫监视。

**3.生物免疫疗法辅助治疗乳腺癌**　生物免疫疗法是从患者体内采集少量外周血，经体外分离培养后获取到更加高效和特异的具有抗肿瘤特异性的杀伤细胞（DC细胞、CIK细胞等），经实验室培养、增殖后，然后分次回输到患者体内。在不损伤机体免疫系统结构和功能的前提下，杀伤肿瘤细胞，调节和增强机体的免疫功能，最大限度地恢复细胞正常的生长调节，能够有效地预防肿瘤复发，从而改善晚期患者的生存质量。生物免疫疗法是一种新的肿瘤治疗方法。手术后的肿瘤患者使用自体细胞免疫疗法可以清除体内散在的肿瘤细胞，预防多种肿瘤术后的复发和转移。处于康复期的肿瘤患者采用生物免疫疗法进行巩固治疗，可以控制肿瘤细胞转移和复发，增强免疫力，并改善患者生活质量，提高患者生存期。对于晚期肿瘤患者来说，如果患者个人体质不能承受放化疗的副反应，可以选择生物免疫疗法，治疗过程几乎没有痛苦，而且效果可能会更好。免疫治疗联合肿瘤靶向治疗、细胞毒化合物治疗以及不同类型的抗肿瘤策略，可能是未来乳腺癌综合治疗的新方向。

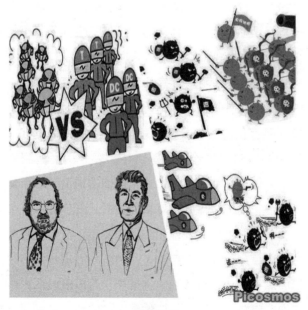

免疫治疗